Elfriede Hübner

Der Medizinwald und die heilende Botschaft der Bäume

Ludwig

Haftungsausschluss
Alle Informationen in diesem Buch sind nach bestem Wissen und Gewissen zusammengetragen und mit den Erfahrungen der Verfasserin angereichert worden. Trotzdem kann keine Haftung für Schäden übernommen werden, da keine Fehler in der niedergeschriebenen Information ausgeschlossen werden können. Auch bedarf jeder Mensch in seinen Beschwerden einer individuellen Betrachtung. Dies Buch gibt Anregungen, ersetzt aber keine naturärztliche Diagnose oder eine notwendige ärztliche Behandlung und Begleitung.

Bibliografische Information der Deutschen Nationalbibliothek
Die Deutsche Nationalbibliothek verzeichnet diese Publikation in der Deutschen Nationalbibliografie; detaillierte bibliografische Daten sind im Internet über https://portal.dnb.de abrufbar.

Holtenauer Straße 141
24118 Kiel
Tel.: 0431-85464
Fax: 0431-8058305
info@verlag-ludwig.de
www.verlag-ludwig.de

Satz & Layout und Umschlaggestaltung: Daniela Zietlow

Gedruckt auf säurefreiem und alterungsbeständigem Papier
Printed in Germany

ISBN 978-3-86935-432-3

Inhalt

Vorwort und Dank 5

Der Ginkgo-Baum 7

DIE NADELBÄUME

Die Eibe 11

Die Europäische Lärche 15

Der Mammutbaum 19

DIE LAUBBÄUME

Der Apfelbaum 23

Die Birke 28

Die Eberesche 33

Die Edelkastanie 38

Die Eiche 41

Die Esche 47

Der Feldahorn 51

Die Kupfer-Felsenbirne 55

Die Haselnuss 59

Die Hundsrose 63

Die Krete 67

Die Linde 70

Die Rosskastanie 77

Die Rotbuche 81

Die Samthaarige Stinkesche 85
Der Sanddorn 88
Der Schwarzdorn 93
Der Schwarze Holunder 97
Die Schwarzpappel 101
Die Silberweide 105
Die Virginische Zaubernuss 110
Die Vogelkirsche 113
Der Walnussbaum 116
Der Weißdorn 121
Die Zitterpappel 127

Bildnachweise 131
Zur Verfasserin 139
Sachregister 141

Vorwort und Dank

»Einzeln und frei wie ein Baum und gemeinschaftlich wie ein Wald, das ist unsere Sehnsucht.«

Bäume haben auf mich schon immer eine große Faszination ausgeübt. In Masuren bin ich geboren und aufgewachsen. Mit dem Alter wuchs immer mehr mein Interesse an ihnen, ich vertiefte mich in das Wissen um die Bäume, um ihre Eigenschaften und Kräfte. Sie sind Millionen Jahre älter als wir Menschen. Durch ihr Auftauchen in der evolutionären Entwicklung und dem chemischen Prozess der Photosynthese schufen sie die Lebensbedingungen für die Entwicklung der Säugetiere und damit auch für uns Menschen.

Darüber haben sie für uns Menschen vielerlei Gaben. Sie schenken uns Wärme, Wohlbehagen und Medizin. Wir ernten ihre Früchte und haben viele Möglichkeiten für ihre Zubereitung und Nutzung entwickelt. Aus dem Holz der Bäume bauen wir Häuser, Boote und Tische. Bäume sorgen für ein gutes Klima. Sie schützen uns vor Erosionen und Überschwemmungen. Sie spenden Tieren Nahrung und Schatten. In meinem Studium der Bäume lernte ich, ihren Segen schätzen und lieben.

In meiner Leidenschaft für diese Botschaft der Bäume kam es mit Hilfe der Stadt Ratzeburg und Freunden zur Schaffung eines Medizinwaldes am Rande der Stadt. Ich möchte allen danken, die mitgeholfen haben, diese Vision zu verwirklichen und zu beleben.

In meinem Dank möchte ich besonders hervorheben den damaligen Bürgermeister der Stadt Ratzeburg Rainer

Voss, meine beiden Mitstreiter im Kuratorium der Elfriede und Hermann-Hübner-Stiftung, Herrn Detlef Otte und Herrn Franz Müller.

Auch sei ein Dank gerichtet an Frau Anke Putsch, von der viele Bilder in diesem Buch zur Verfügung gestellt wurden. Die beiden Letztgenannten haben durch ihre Beiträge sehr zur Veröffentlichung dieses Buches beigetragen.

Elfriede Hübner im Dezember 2021

Der Ginkgo-Baum

Ginkgo biloba

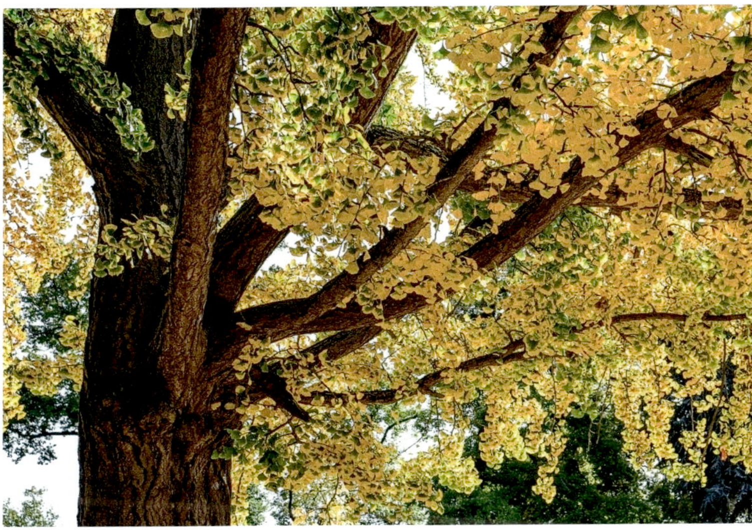

Blick in eine Ginkgo-Baumkrone

Die Ursprünge des Ginkgo-Baumes, mancherorts auch Mädchenhaarbaum genannt, reichen ca. 200 Millionen Jahre zurück. Dies ist durch Blattfossilien nachgewiesen worden. Damals gab es viele Ginkgo-Arten, nur Ginkgo biloba hat bis heute überlebt. In Japan sagt man, er ist der Urvater aller Bäume. Die fächerartigen Blätter auf der oberen Seite sehen aus wie die Blätter eines Laubbaumes, auf der Unterseite aber sieht man deutlich Nadeln. Daher wird er auch bis heute in der Botanik zu den Nadelbäumen gezählt. Nadelbäume gab es vor den Laubbäumen. Am Ginkgo können wir diesen Übergang noch miterleben.

Der Ginkgo überlebte zahlreiche Katastrophen und Umwälzungen, die Entstehung der Hochgebirge, z.B. die Alpen, Klimakatastrophen und die Eiszeiten. Als 1945 in

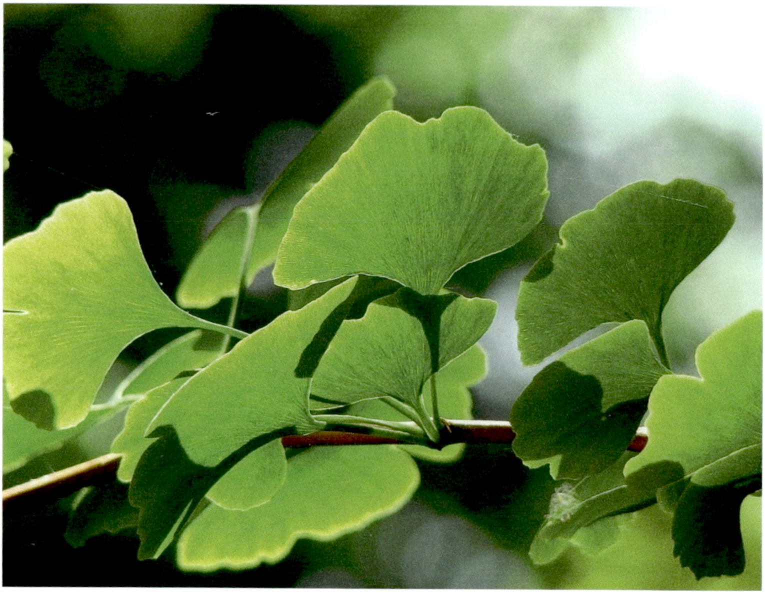

Blätter des Ginkgo-Baumes

Hiroshima die Atombombe fiel, fanden nicht nur 300.000 Menschen den Tod, auch die gesamte Flora und Fauna wurde vernichtet. Ein großer Ginkgo-Baum am Rande der Stadt brannte wie ein Strohhalm. Doch schon im nächsten Frühjahr kam aus ihm ein neuer Spross inmitten der völlig zerstörten Vegetation. Er wurde gepflegt und ist heute ein mächtiger Baum. Er symbolisiert die Hoffnung in die Zukunft. Zu Beginn unseres Jahrhunderts wurde er zum Baum des Jahrtausends erklärt.

Interessant ist, dass die Blätter sonnengelb geerntet werden und das Gelb in der Farbtherapie ähnliche Wirkungen wie der Ginkgoextrakt hat. So fördert Gelb die geistigen Kräfte wie Konzentration und Merkfähigkeit, die Aktivität und Leistungsbereitschaft. Wer eine Vorliebe für Gelb hat, ist aufgeschlossen, selbstbewusst und tatkräftig.

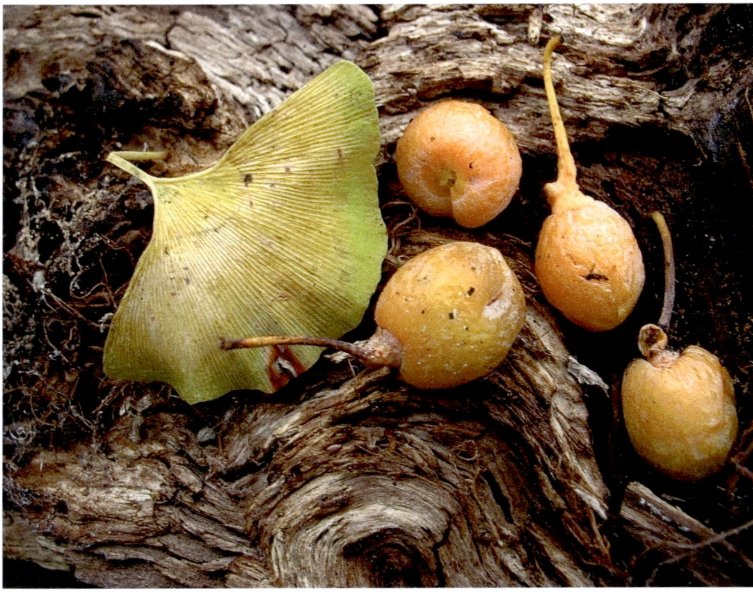

Früchte des Ginkgo-Baumes

Goethe war zu seiner Zeit ein angesehener Wissenschaftler. Tief beeindruckte ihn die Fremdartigkeit und Schönheit des Ginkgo-Baumes. Als er 1815 mit seiner jungen Geliebten Marianne von Willemer im Heidelberger Schlosspark spazieren ging, inspirierte ihn ein Ginkgo-Baum zu diesem Liebesgedicht:

»Dieses Baumes Blatt, der von Osten meinem Garten anvertraut,
gibt geheimen Sinn zu kosten, wie's den Wissenden erbaut.
Ist es ein lebendig Wesen, was sich in sich selbst getrennt?
Sind es zwei, die sich erlesen, dass man sie als eines kennt?
Solche Fragen zu erwidern, fand ich wohl den rechten Sinn:
Fühlst du nicht an meinen Liedern, dass ich eins und doppelt bin?«

Inhaltsstoffe und Anwendungen

Medizinisch verwendet werden im Herbst die reifen gelben Blätter, als Teeaufguss oder als Tinktur. Sie haben mehr als 40 heilkräftige Inhaltsstoffe wie z.B. mehrere Ginkgoflavonglykoside, Catechine, Terpenlactone, Ginkgetin, Bilobalit, Biflavonyle und die Vitamine A, B und C. Ihre Wirkungen sind die Verbesserung der Fließeigenschaft des Blutes, Steigerung der Durchblutung in der Peripherie und des Energiestoffwechsels des Gehirns. Dies wirkt bei Kopfschmerzen, Seh- und Hörschwäche, bei Ohrgeräuschen, bei eingeschränkter Gehstrecke (Schaufensterkrankheit), Konzentrationsschwäche und schlechter Merkfähigkeit im Alter, bei Herz- und Kreislauferkrankungen und bei depressiver Verstimmung.

Die Eibe

Taxus baccata

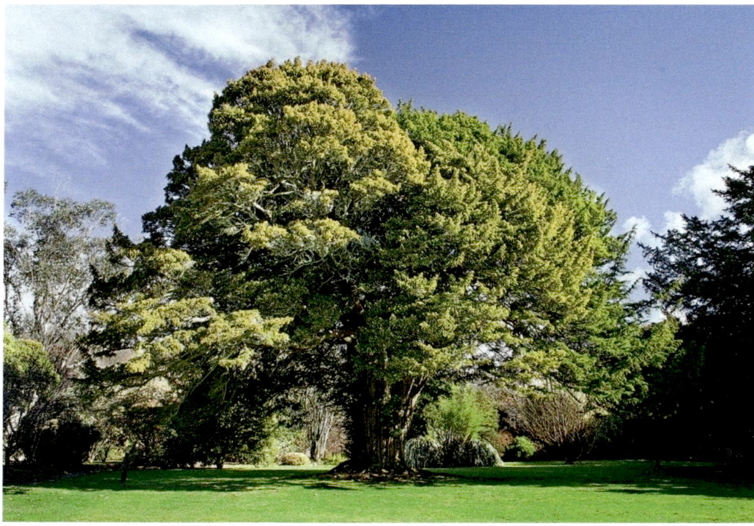

Kraftvoller Eibenbaum

Mythen- und sagenumwoben ist die geheimnisvolle Eibe. Der älteste Baum Norddeutschlands ist eine Eibe, die auf dem Friedhof in Flintbek steht. Sie soll über 800 Jahre alt sein. Es gibt eine Eibe in Cumbria/England, deren Alter von Baumforschern auf 1.500 Jahre bemessen wird, und in Fortinggard/Schottland steht sogar eine, die auf 5.000 Jahre geschätzt wird. Sie ist der älteste Baum Europas. Im Naturschutzgebiet von Georgien im Kaukasus stehen mehrere Eiben, die 3.000 Jahre alt sein sollen.

Eiben bilden Jahresringe und nehmen etwa einen Zentimeter pro Jahr an Umfang zu. Die Bäume sind in der Lage, längere Ruhepausen einzulegen. An einer alten Eibe auf dem Friedhof in Totteridge in London wurde bereits im Jahr 1677 ein Umfang von 8,70 Metern gemessen, der sich

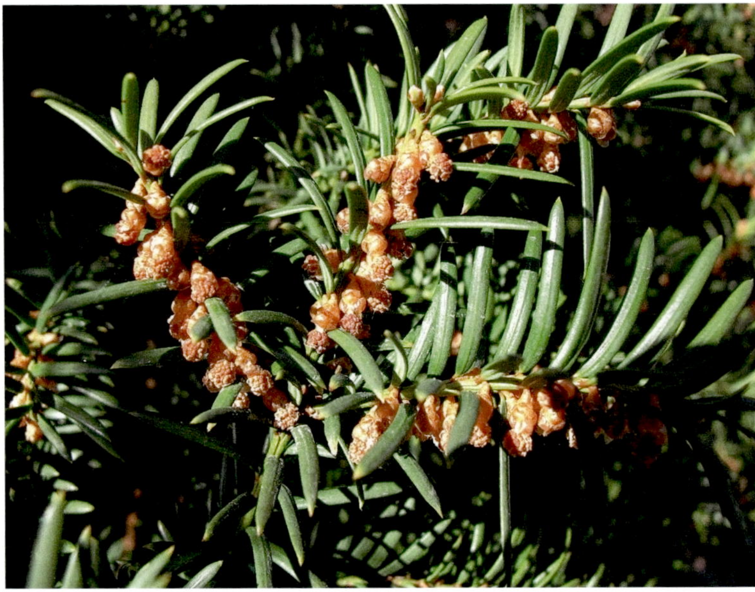

Männliche Blüte der Eibe

bisher nicht um einen einzigen Zentimeter verändert hat. Der Baum grünt und blüht aber unverdrossen weiter. Diesen Vorgang konnte bisher kein Botaniker erklären.

Überlebenskünstler sind Eiben auch durch ihre Fähigkeit, selbst dann weiter zu gedeihen, wenn ihr Stamm völlig hohl geworden ist. Sie schaffen es dann, Luftwurzeln abzusenken, die sich in die Erde bohren und mit der Zeit neue Stämme bilden. Für diesen Baum scheint es kein Ende zu geben, keinen Grund zu sterben.

Seit Jahrhunderten wird Eibenholz in allen Kulturen sehr geschätzt und für Haushaltsgeräte, Musikinstrumente und Zaunpfähle genutzt. Auch als Wurfspieße, Speere, Pfeile, Langbögen war Eibenholz willkommen. Die berühmte Gletscherleiche Ötzi (rund 5.300 Jahre alt) hatte einen Langbogen aus Eibenholz bei sich.

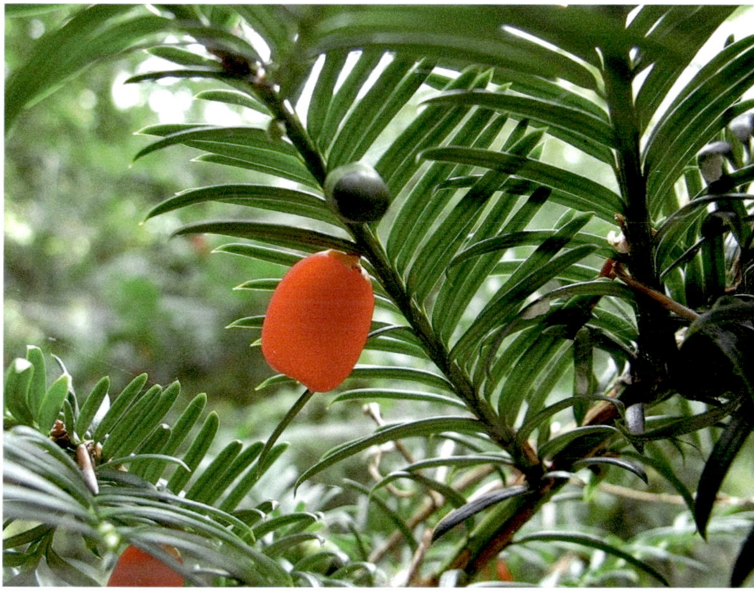

Reife Eibenfrucht

Im Mittelalter wurden vom Bestand der Eiben eines Landes Kriege entschieden. Die Pfeilspitzen wurden in einem Sud aus Eibennadeln getränkt, um sie zu vergiften, auch war die Anzahl der Bögen mitentscheidend.

Die Eibe ist der einzige heimische Nadelbaum, der keine Zapfen trägt, sondern Beeren und einen von Carotinoiden rot gefärbten Samenmantel. Diese Besonderheit veranlasste Linné, ihr den Artnamen baccata (beerentragend) zu geben.

Die Eibe ist zweihäusig, d.h. auf einem Baum sind nur weibliche Blüten, auf einem anderen nur männliche. Sie blühen von März bis April, aber schon zu Weihnachten sieht man auf der Unterseite der Äste vom männlichen Baum unzählige Knospen. Dies sieht sehr schön aus.

Aus einem heiligen Baum wurde ein Heilbaum. Um 1980 herum entdeckte man das aus der Rinde gewonnene

Taxal als Krebsmittel. Besonders in den USA wurden die Eiben von der Pharmaindustrie fast ausgerottet. Ein halbsynthetisches Herstellungsverfahren des Wirkstoffes rettete die letzten Bäume. Zur Befriedigung der weltweiten Nachfrage pflanzte China bei Yantai in Nordchina zwei Millionen Eiben.

Rinde, Nadeln und Samen sind sehr giftig. Der rote, süßlich schmeckende Samenmantel dagegen ist giftfrei.

Schon der Verzehr von 50–100 Gramm Nadeln ist für einen Erwachsenen tödlich. Vergiftungen bei Menschen sind sehr selten. Alle zehn aus dem 20. Jahrhundert bekannten Fälle waren Suizide. Häufiger sind Pferde durch die Eiben gestorben. Rehe, Hasen und Wildschweine können Eibennadeln fressen, ohne einen Schaden zu nehmen. Durch bestimmte Enzyme in ihrem Körper vergiften sie sich nicht. Ja, sie sind für sie sogar eine Delikatesse. Analysen haben ergeben, dass bei diesen Tieren das Eibengrün stimulierend wirkt, wie bei Menschen der Tabak.

Inhaltsstoffe und Anwendungen

Die Inhaltstoffe der Nadeln sind Alkaloide, Taxin, Ephedrin und blausäurehaltige Glykoside.

In sehr hoher Verdünnung wird der Extrakt in der Homöopathie bei Hautausschlägen und Nachtschweiß verwendet.

Man sollte nie aus Eibenzutaten selbst Heilstoffe herstellen, dazu ist die Eibe viel zu giftig.

Die Europäische Lärche

Larix decidua

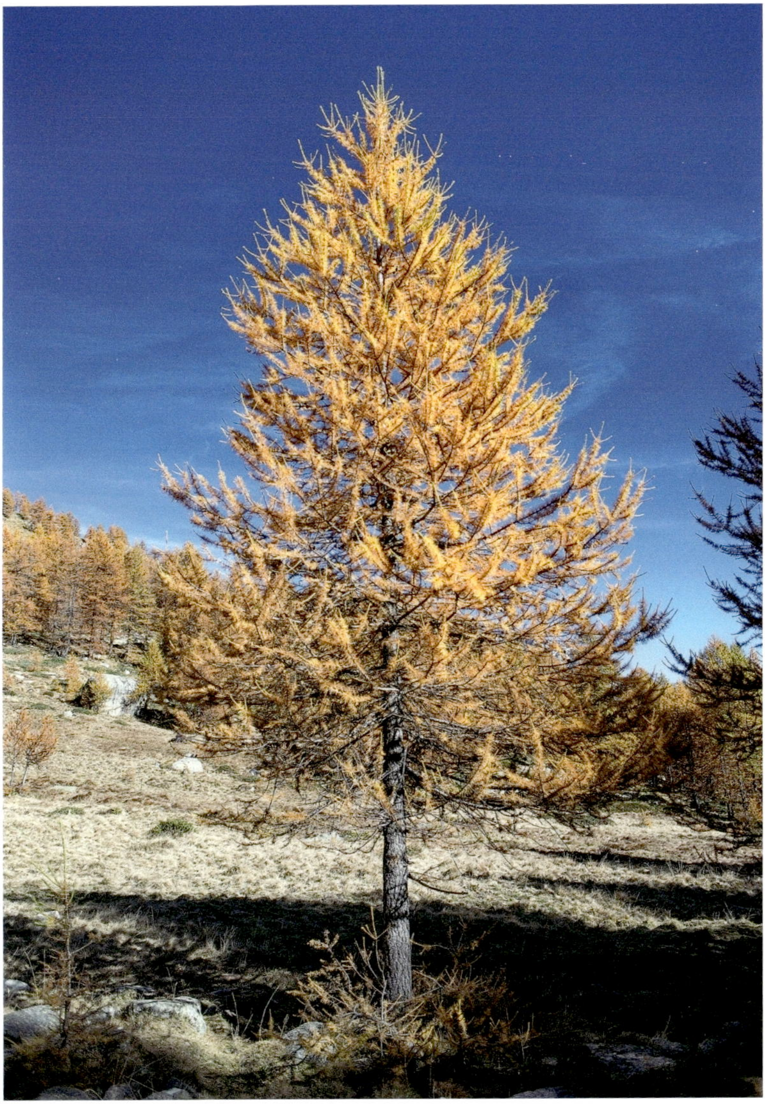

Herbstlicher Lärchenbaum

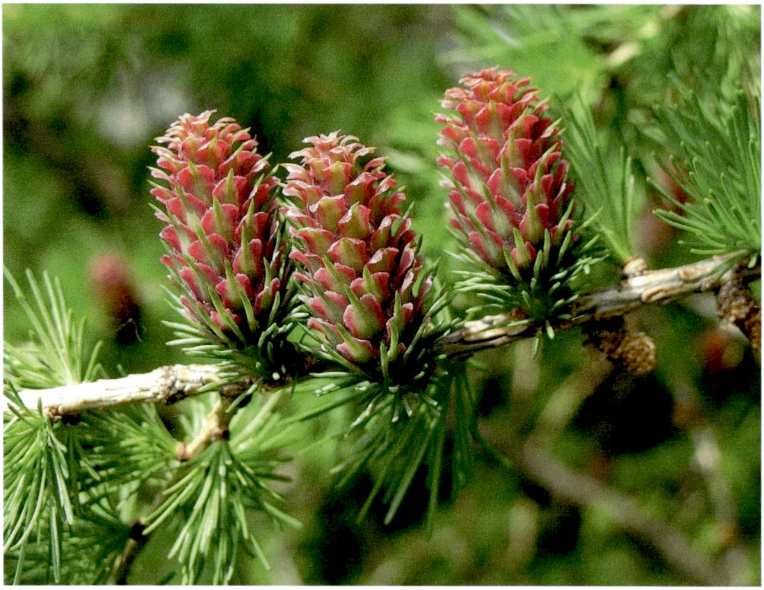

Weiblicher junger Lärchenzapfen mit männlichen Samenstand

Goldgelb leuchten die Lärchen im Herbst. Zum Winter werden sie ihre Nadeln verlieren. Die Lärche ist der einzige europäische Nadelbaum, der seine Nadeln abwirft. Dann kann man besonders gut die hübschen, röschenartigen Früchte (Zapfen) in den kahlen Bäumen bewundern.

Das Lärchenholz gehört zu den härtesten Holzarten. Es ist wetterfest und wird deshalb besonders oft als Bauholz für Außenbereiche verwandt. Wegen der schönen Maserung dient es auch zur Herstellung von Möbeln.

Die Gerbstoffe der Rinde von Lärchen wurden früher zum Gerben benutzt. Sie färbten das Leder fast schwarz. Um das Lärchenharz (Lärchenterpentin) zu gewinnen, bohrt man am Fuße des Baumes einen bis zu 80 cm langen Kanal und entnimmt diesem mit einem speziellen Löffel

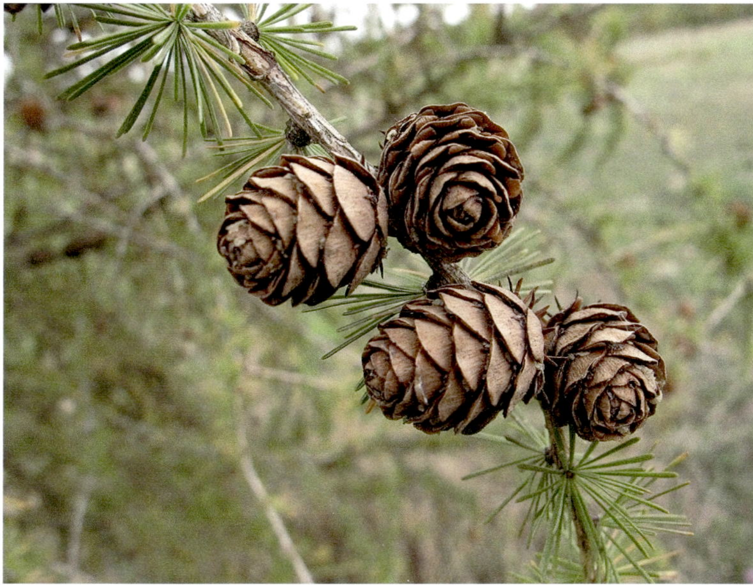

Junger Lärchenzapfen der europäischen Lärche

das Harz. Durch die Zusammensetzung der ätherischen Öle und Harzsäuren bleibt es im Gegensatz zu anderen Harzen immer flüssig. So kann es auch als Zusatzstoff bei Ölgemälden verwandt werden. Nach seinem früheren Umschlagplatz in Venedig wird es auch venezianisches Terpentin genannt.

Lärchen wurden als »Bewahrer« von Gehöften gepflanzt, weil ihnen eine Schutzkraft gegen Hexen und Ungemach nachgesagt wird. Besonders in Österreich haben sie eine kultische Bedeutung. Es gibt dort Wallfahrtsorte zu heiligen Lärchen, z.B. in »Maria Larch«. Lärchen können bis zu 600 Jahre alt werden. Sie erfreuen uns mit ihren warm leuchtenden Farben und den vielen Möglichkeiten, sie in der Naturheilkunde zu nutzen.

Inhaltsstoffe und Anwendungen

Medizinisch verwendet werden das Lärchenharz, die Nadelbüschel und die frischen Blüten.

Die Inhaltsstoffe im Lärchenharz sind Terpentin, ätherische Öle, Pinene und Harzsäuren. Sie werden zu Terpentinöl verarbeitet.

Die Inhaltsstoffe der Nadelbüschel sind ätherische Öle und Bitterstoffe, aus denen eine Salbe zubereitet werden kann.

Das Terpentinöl wirkt durchblutungsfördernd, schmerzstillend, hautreizend und antiseptisch. Es wird dafür in Form von Salben, Emulsionen, Pflaster und als Badezusatz bei rheumatischen Beschwerden, Furunkeln und Abszessen angewandt. Eine Inhalation mit Terpentilöl lindert Katarrhe der Atemwege.

In der Bach-Blüten-Therapie hilft die »Larch«, das Selbstwertgefühl zu stärken, selbstbewusster zu werden und die eigene Begabung wahrzunehmen.

Der Mammutbaum

Sequoiadendron giganteum

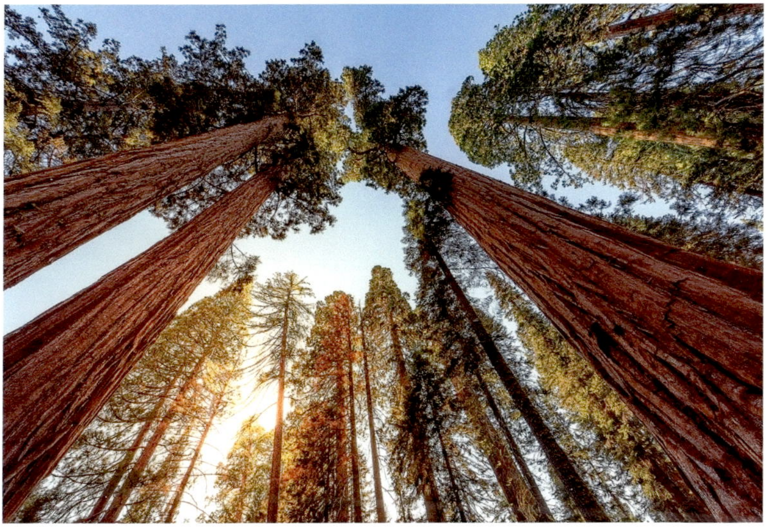

Mächtige Mammutbäume

Vor der Eiszeit waren Mammutbäume auch in den Wäldern im jetzigen Deutschland heimisch. Jetzt finden wir sie angepflanzt vorwiegend in botanischen Gärten oder in gepflegten Parkanlagen und Kurparks.

1850 kamen die ersten Bäume nach Europa. Im Kurpark in Mölln stehen zwei, vor dem botanischen Garten in Hamburg mehrere.

In Benmore in Schottland gibt es eine längere Allee von ca. 60 Meter hohen Mammutbäumen, die alle schon einhundert Jahre alt sind.

Die heutige natürliche Heimat ist die Sierra Nevada in Kalifornien, wo derzeit noch 30.000 Exemplare in den Himmel ragen. Viele davon sind 3.000 Jahre alt. Sie können

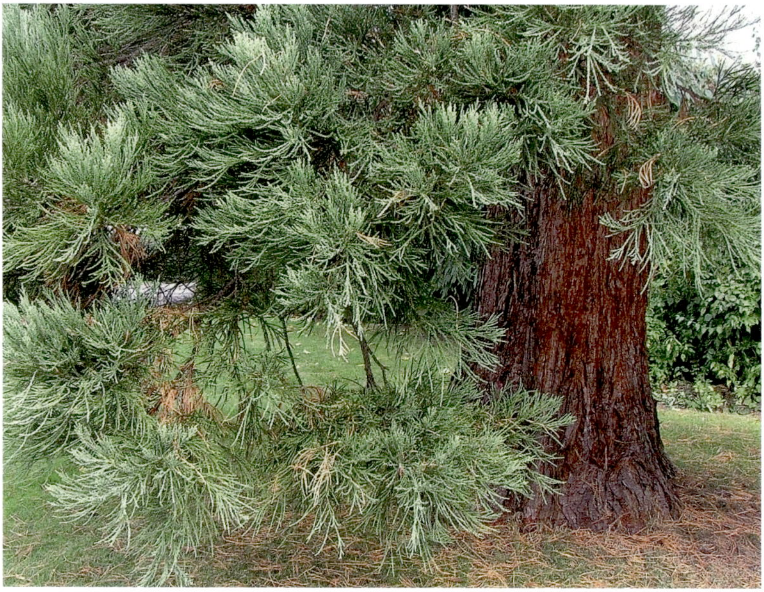

Zweige des Mammutbaumes

bis zu 4.000 Jahre alt werden, und sie sind die größten und ältesten Lebewesen der Erde.

Einer der mächtigsten Mammutbäume wird von den Ureinwohnern »General Grant« genannt. Er ist etwa 80 Meter hoch und hat einen Stammumfang von 24 Metern.

Wenn die Mammutbäume jung sind, halten die Äste kegelförmig nach oben zusammen. Später werden sie ausladend, fallen abwärts auseinander, und der Stamm wird stärker.

Die gewaltigen Stämme dieser Bäume sind durch eine dicke, faserige Schicht und eine feuerbeständige Rinde geschützt, die rotbraun, weich und schwammig ist.

Diese Riesen haben ein besonderes Verhältnis zu Blitzen, von denen sie getroffen werden müssen, damit sie aufhören zu wachsen. Dann fällt ein Teil der Krone zur Erde und verbrennt zu Asche. Der restliche Teil bleibt unversehrt. Die Zapfen öffnen sich erst nach dem Brand, wenn

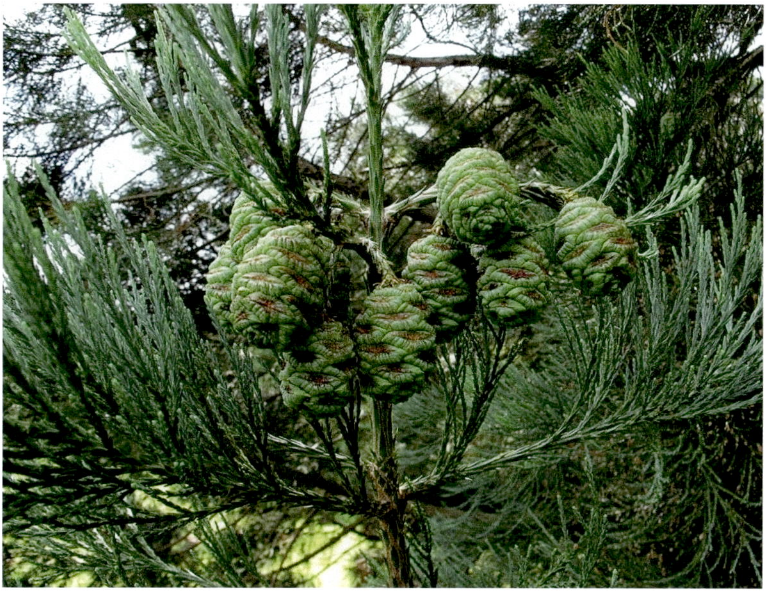

Früchte der Mammutbäume

alle konkurrierenden Pflanzen verbrannt sind. Dann können die Samen ungestört in der fruchtbaren Asche keimen. Die Zapfen mit den kleinen Samen reifen erst im 2. Jahr und hängen bis zu 20 Jahren an den Ästen. 1 kg Saatgut enthält bis zu 200.000 Samen. 1864 kaufte man in Baden-Württemberg 250 Gramm Samen. So kommt es, dass man dort viele große, etwa gleich alte Mammutbäume antrifft.

Inhaltsstoffe und Anwendungen

Medizinisch verwendet werden Samen, Nadeln und Rinde. Die Ureinwohner Kaliforniens verwandten die Nadeln als Umschläge bei Ohrenschmerzen. Aus der Rinde, die den Gerbstoff Tannin enthält, bereiteten sie einen Tee zur Blutreinigung und gegen Gelbsucht.

Inhaltsstoffe der Samen sind pflanzliche Hormone wie Auxine und Gibberelline. Ihre Wirkungen sind durchblutungsfördernd, erfrischend, vitalisierend, antriebssteigernd, blutstillend und entzündungshemmend.

Medizinisch werden sie verwendet als Mundspray bei Erschöpfung, Abgeschlagenheit, Wetterfühligkeit und Antriebslosigkeit.

Mammutbäume werden sicher noch viele kommende Generationen begeistern.

Der Apfelbaum

Malus sylvestris

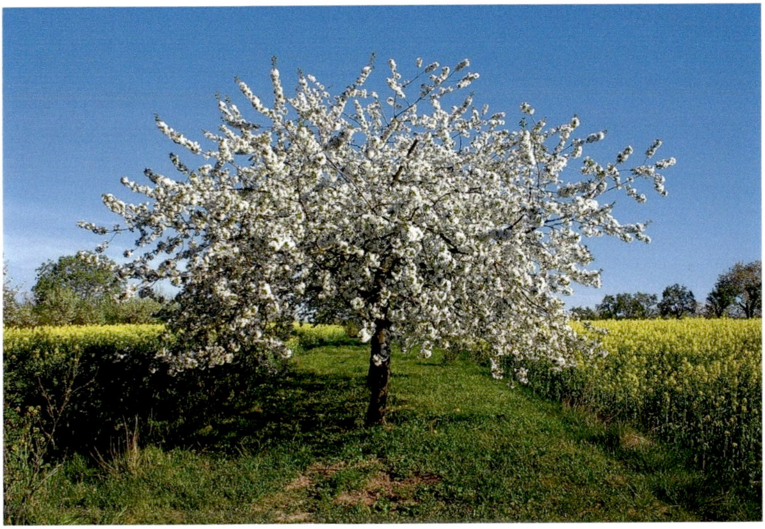

Blühender Apfelbaum im Frühling

Die Römer kannten bereits 29 Apfelbaumarten. Heute soll es schon mehr als 1000 Sorten geben. Der Apfelbaum wird drei bis 10 Meter hoch. Er ist ein Flachwurzler und hat viele kleine Faserwurzeln, die auch außerhalb der Kronentraufe wurzeln, um die Nährstoffversorgung des Baumes zu sichern. Die Blätter sind eiförmig und am Rande fein gesägt. Die Apfelknospen sind schon im April voll entwickelt und öffnen sich gleichzeitig mit den Blättern in den Monaten Mai bis Juni.

Es gibt ihn noch, den wilden Apfel oder den Holzapfel. Turkestan und der Kaukasus gelten als die Urheimat unserer Kulturform. Funde in den Pfahlbauten der Jungsteinzeit deuten darauf hin, dass es in Europa zu jener Zeit schon

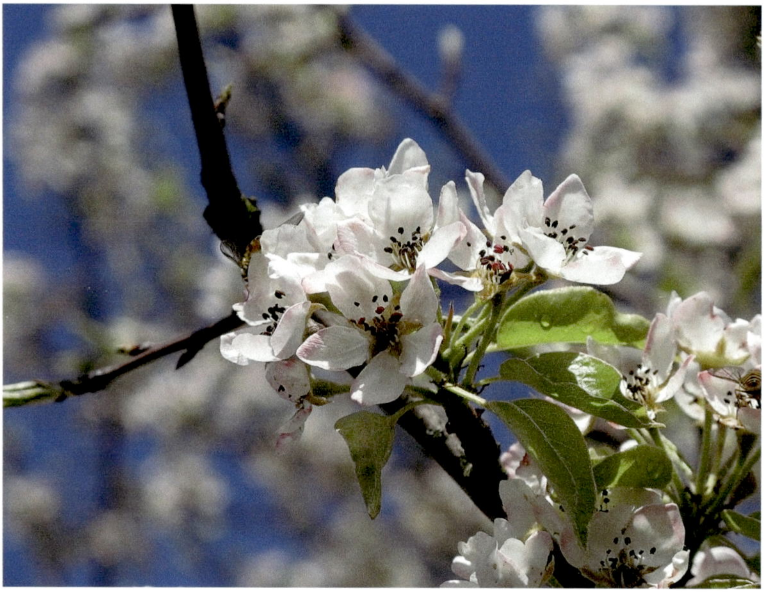

Apfelbaumblüte

Äpfel gab. Die Römer brachten dann ihre Zuchtsorten ins Rheinland und ins Donaugebiet mit und lehrten die Germanen die Kunst der Veredelung.

Schon in der Bibel wird beschrieben, wie Eva den Adam dazu verführte, vom Baum der Erkenntnis Äpfel zu essen, und so begann der Weg der Menschen zum Bewusstsein und zur Selbstverantwortung.

In vielen Ländern gilt der Apfelbaum als der Liebes- und Lebensbaum. Viele Worte über den Apfel deuten darauf hin, dass er mythen- und sagenumwoben ist. Reichsapfel, Goldapfel, Zankapfel, Augapfel, Adamsapfel, Apfelschimmel, Kienapfel, Stechapfel, Erdapfel, Gallapfel, Rosen- oder Schlafäpfel und Liebesapfel sind vielfach Ausdruck von Geschichten und Märchen, die sich hinter diesen Namen verbergen.

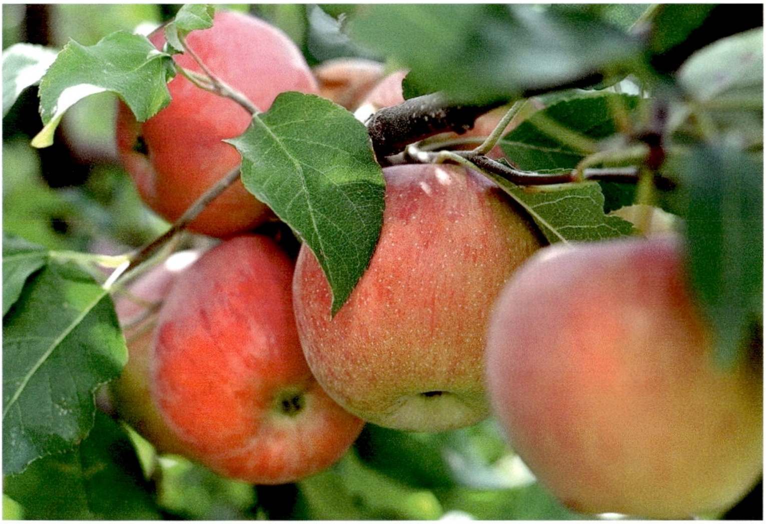

Reife Äpfel

Am besten schmecken die Äpfel aus dem eigenen Garten. Wichtig ist aber, dass wir die Früchte aus unserer Umgebung essen, wenn möglich aus ökologischem Anbau. Dann ist die Lebensenergie mit ihrer ordnenden Wirkung auf unseren Körper besonders stark. So ist der Apfel seit Tausenden von Jahren ein großer Schatz für die Gesundheit und Ernährung der Menschen.

Noch bevor man wusste, welche Inhaltsstoffe im Apfel verborgen sind, galten sie als Früchte der Gesundheit und Unsterblichkeit. »Würdest du jeden Tag einen Apfel essen, könntest du den Arzt vergessen.« »An apple a day keeps the doctor away«. In Märchen und Sagen sind die Äpfel oft golden, und tatsächlich ist ihr Wert nicht mit Gold aufzuwiegen. Er ist eine Frucht voller wunderbarer Wirkungen und deshalb von großer Bedeutung für unsere Gesundheit. Deshalb werde ich auf ihn und seine heilsamen Wirkungen etwas ausführlicher eingehen.

Inhaltsstoffe und Anwendungen

Eine ganze Bandbreite von Inhaltsstoffen ist in 100 g. Äpfeln enthalten: 130 mg Kalium, 11 mg Phosphor, 7 mg Kalzium, 7 mg Magnesium, 6 mg Fluorid, 3 mg Natrium, 1,1 mg Kieselsäure, die wichtigen Spurenelemente Eisen, Zink und Kupfer, die Vitamine A, B1, B2, B6, Biotin, Folsäure, Niacin und Pantothensäure, Vitamin E und C. Außerdem enthält der Apfel Enzyme, Fruchtzucker, Aminosäuren, Gerbstoffe, Ameisen-, Essig-, Zitronen-, Bernstein-, Milchsäure und bis zu 1,6 Prozent Pektine.

Mit Äpfeln kann man eine Ernährungstherapie machen. In 100 g Äpfeln sind nur 49 Kalorien enthalten. Die Vitamine, Mineralstoffe, Spurenelemente, Enzyme wirken sehr stoffwechselaktivierend. Das Pektin bindet Cholesterin, Gallensäuren, Schwermetalle, Bakteriengifte und beugt der Arteriosklerose (Arterienverkalkung) vor. So ist der Apfel gut geeignet zur Entschlackung, Entgiftung und zur Gewichtsreduktion. Gut gekaut wirkt der Apfel sehr sättigend, so dass täglich acht Äpfel und ½ Liter Apfelsaft, mit Mineralwasser verdünnt, für eine solche Kur ausreichen.

Auch Apfel-Reis-Tage sind sehr gesund. Aus einer Tasse Vollkorn- oder Wildreis und vier mittleren Äpfeln wird ein Brei gekocht. Nach dem Abkühlen wird er mit etwas Honig gesüßt. Das Ganze wird auf vier Mahlzeiten verteilt und am nächsten Tag wiederholt. Diese Apfel-Reis-Tage wurden noch in den 1960er Jahren in Kliniken zur Entwässerung bei Herzinsuffizienz und Bluthochdruck durchgeführt. Der Reis wirkt entwässernd. Der Kaliumreichtum und der niedrige Anteil an Natrium im Apfel unterstützen diesen diuretischen (wassertreibenden) Prozess. Der Blutdruck wird gesenkt, die Herzfunktion verbessert.

Die vielen Mineralstoffe im Apfel, besonders das Kalium, wirken basenbildend und damit alkalisierend. Der pH-Wert im Blut und im Gewebe wird dadurch günstig beeinflusst, die Harnsäure besser ausgeschieden, Nierengrieß löst sich auf und so beugt eine Apfelkur der Gichtkrankheit vor. Im Volksmund spricht man auch von Blutreinigung.

Apfelblüten- oder Apfelschalentee erfrischen den Fieberkranken und helfen, das Fieber zu senken. Apfelblüten, drei Wochen in 38-prozentigem Alkohol getränkt, ergeben ein gutes Reinigungsmittel für die Hautpflege. Hier kommt die Gerbstoffwirkung zum Tragen.

Ein Esslöffel Apfelessig, morgens mit einem Teelöffel Honig in Mineralwasser getrunken, regt den Stoffwechsel an und fördert die Verdauung.

In der Bach-Blüten-Therapie fördert »Crab Apple« Reinigungsprozesse, um alte Muster loszuwerden und zu einer neuen Lebensordnung zu finden.

Die Birke

Betula

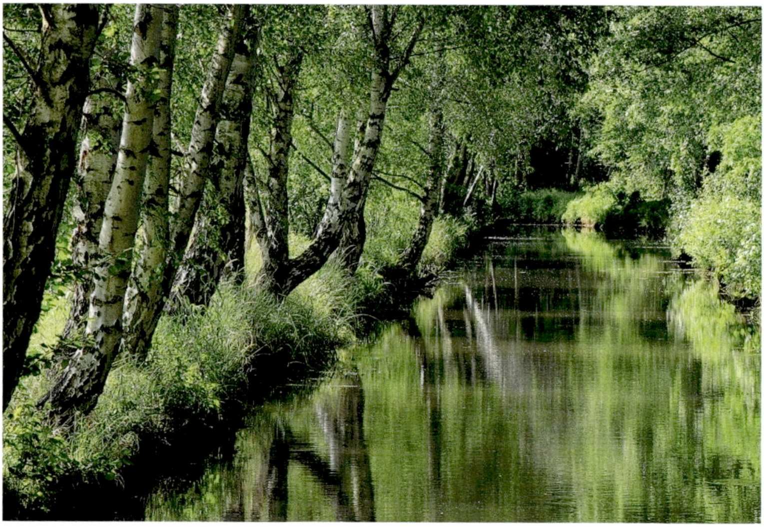

Birken am Wasser

Es gibt viele Birkenarten: Sand- bzw. Hänge-, Moor- bzw. Warzen-, Rauch-, Zwerg- und Strauchbirken. In unseren Breiten sind die Sand-, auch Hängebirken (Betula pendula) genannt, und die Moorbirken (Betula pubescens) als Bäume wie auch die 70 cm hohe Zwergbirke (Betula nana) sowie die Strauchbirke (Betula humilis) gut bekannt.

Der Name der Birke ist vom indogermanischen Wortstamm »bherek« abgeleitet und bezieht sich auf hellglänzend. In der Rinde der Birke ist der weiße Pflanzenfarbstoff Betulin eingelagert.

Die Zwerg- und Strauchbirken sind Relikte der Eiszeit. Zwergbirken wachsen im nördlichen Teil der Erde. Die 3 Meter hohe Strauchbirke ist mehr Strauch als Baum

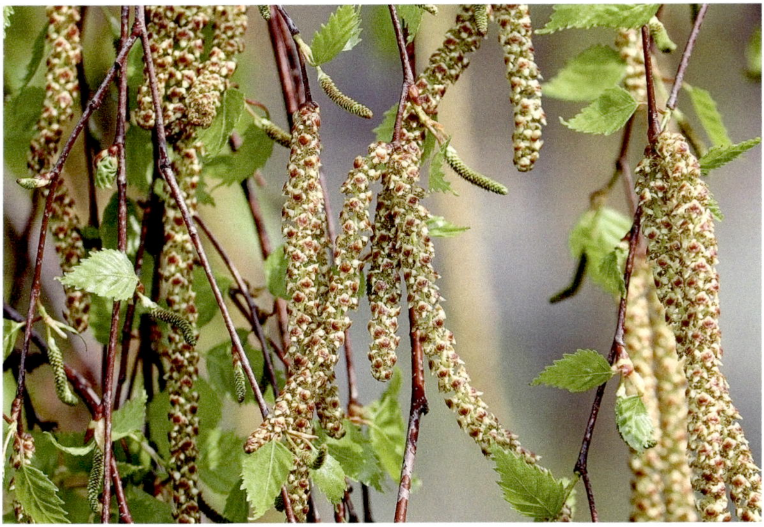

Blühende Birke

und kommt in Eurasien vor. Es gab schon Birken um 13.000–9.500 v. Chr. in unserer Gegend.

Birken können im ersten Lebensjahr schon einen Meter wachsen, und in 20 Jahren werden sie bis zu 15 Meter hoch. Die bei uns vorkommende Sandbirke kann 25 Meter hoch und 200 Jahre alt werden.

Birken haben ein dichtes, flaches Wurzelwerk, das eine schnelle effektive Wasseraufnahme ermöglicht. Eine einzeln stehende Birke kann an einem Sommertag bis zu 400 Liter Wasser aufnehmen. Birken sind frosthart, weil sie in den Knospen und Blättern ätherische Öle speichern. Das ermöglicht es ihnen, auch im Norden Skandinaviens und in Ostsibirien zu existieren.

Birken sind Lichtbäume, sie gedeihen nur dort, wo sie sich dem Himmelslicht und dem Kosmos entgegenstrecken können. Das wird an der weißen Rinde mit ihrer feinen

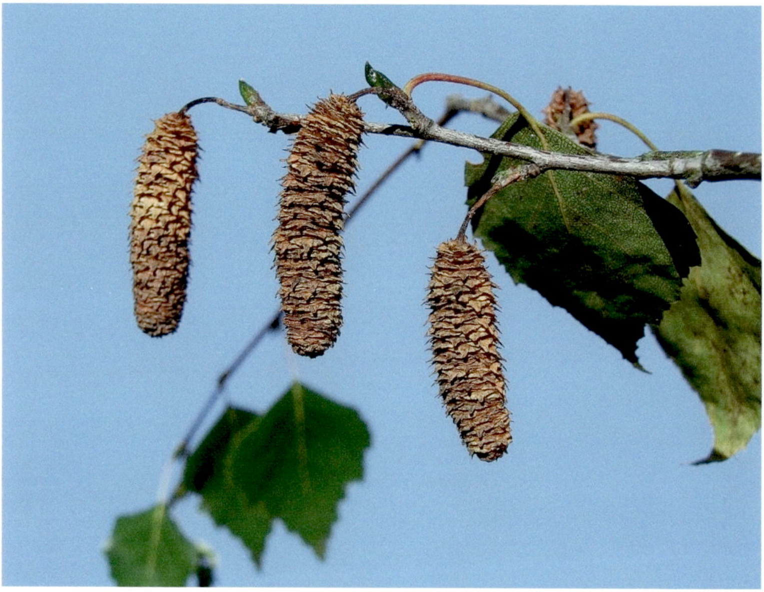

Birkensamen

Struktur am deutlichsten, die es erlaubt, sie in feine, dünne Schichten auseinander zu schälen.

In der Signaturenlehre des Mittelalters – »Es stehet in der Natur geschrieben« – sah man diese Eigenart der Rinde in Beziehung zu Planetenschleifen. Die Birke wurde dem Planeten Venus zugeordnet. So ist die Birke ein Himmelsbaum, der Licht und Fröhlichkeit in die Herzen der Menschen bringt. Die Rinden anderer Bäume zeigen in ihrer stofflichen Beschaffenheit ihre Verwandtschaft mit der Erde. Sie sind hart, wirken abgestorben und sind gegenüber den weiteren Baumteilen in ihrer Mineralisierung am weitesten fortgeschritten.

Das relativ weiche Holz der Birke wird für Furniere und zum Schnitzen von Holzschuhen verwandt. Für die Landwirtschaft werden aus Birkenzweigen harte Besen hergestellt.

In nordischen Ländern wurde die Birkenrinde zur Abdeckung von Häusern verwandt. Die amerikanischen Ureinwohner bauten sich aus der Rinde Boote. Man kann sie auch zu vitamin- und mineralstoffreichem Mehl vermahlen.

In den skandinavischen Ländern, wo die Winter lang und dunkel sind, ist die Birke der Lebensbaum und ein Zeichen für die Überwindung des Todes. Wenn die Birke im Frühling ihre herzförmigen, wunderschönen zartgrünen Blätter ausrollt, tanzen die jungen Menschen um sie herum. Auch in Deutschland wird der Maibaum als Zeichen des immer wieder erwachenden Lebens zu Pfingsten aufgestellt.

Das ist auch die Zeit, in der man den Blutungssaft der Birke, z.B. durch Anstechen mit einem Nagel, gewinnen kann. Es ist bekannt, dass viele deutsche Kriegsgefangene in Sibirien ihr Überleben einem heilkundigen Mitgefangenen verdanken. Er hämmerte aus einer Blechdose eine kleine Rinne, schlug sie in den Stamm von jungen Birken und fing in weiteren Dosen den Saft auf. So wurden viele Gefangene mit Vitaminen und Mineralstoffen versorgt.

Inhaltsstoffe und Anwendungen

Die Inhaltsstoffe der Pflanzenteile der Birke und ihre Verwendung sind vielfältig:

Der Birkensaft enthält 2 Prozent Zucker. Er wird zu medizinischen Zwecken als Austauschzucker Xylit verwandt. Die Mineralstoffe und Vitamine im Birkensaft, als Haarwasser in die Kopfhaut einmassiert, sorgen für einen kräftigen Haarwuchs.

Die Birkenblätter enthalten Flavonoide, Bitter- und Gerbstoffe, ätherische Öle, Betulin, Betasitostenin, verschiedene Säuren und Zucker. Diese Heilstoffe wirken bei Ödemen, Blasenentzündungen, Nierensteinen, Gicht und Rheuma. Sie regen die Nierentätigkeit an und helfen, die harnpflichtigen Stoffe, das sind die Endprodukte des Eiweißstoffwechsels wie Harnsäure, Kreatinin, Stickstoff, Ammoniak und Harnstoff, auszuscheiden.

Aus den Knospen der Birke kann eine Tinktur hergestellt werden, die konzentrierter wirkt als ein Tee aus Birkenblättern. Besonders in Russland lässt man den gewonnenen Birkensaft zu Wein vergären.

Wir sehen, die Birke hält viele wertvolle Schätze für den Menschen bereit.

Die Eberesche

Sorbus aucuparia

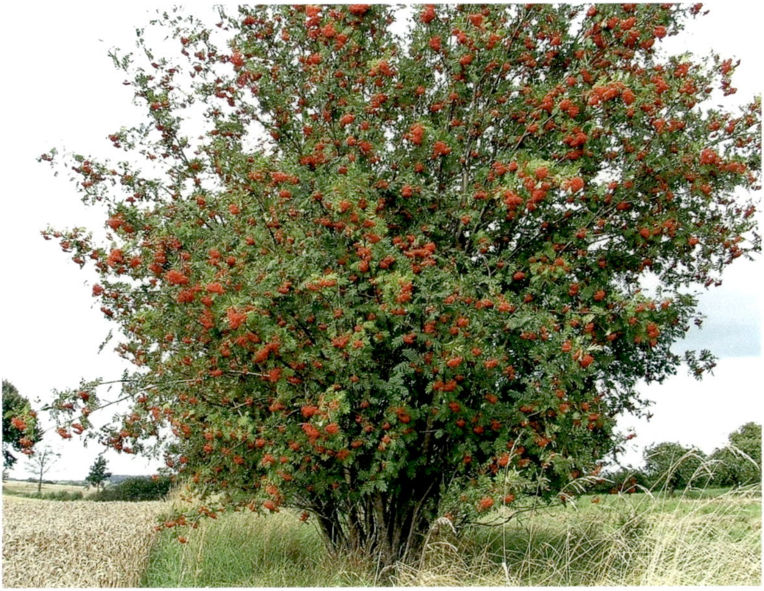

Ebereschenbaum

Die Eberesche hat viele Namen: Vogelbeere, Aschekirsche, Drosselbeere, Ebschen, Moosesche, Aberesche, Wielesche, Kronawetterbeere. Sie ist in ganz Europa, Kleinasien und Westsibirien verbreitet, wächst in Wäldern und Mooren und auf Höhen bis zu 2400 Metern. Oft finden wir sie als Busch. Als Baum kann die Eberesche 20 Meter hoch werden.

In Parkanlagen wird die Eberesche wegen ihrer interessanten Farben angepflanzt. Ein sattes Grün schmückt die Oberseite der langen, unpaarig gefiederten Blätter. Aus ihnen leuchten von Mai bis Juni die weißen, vielblütigen, schirmförmigen Doldenrispen.

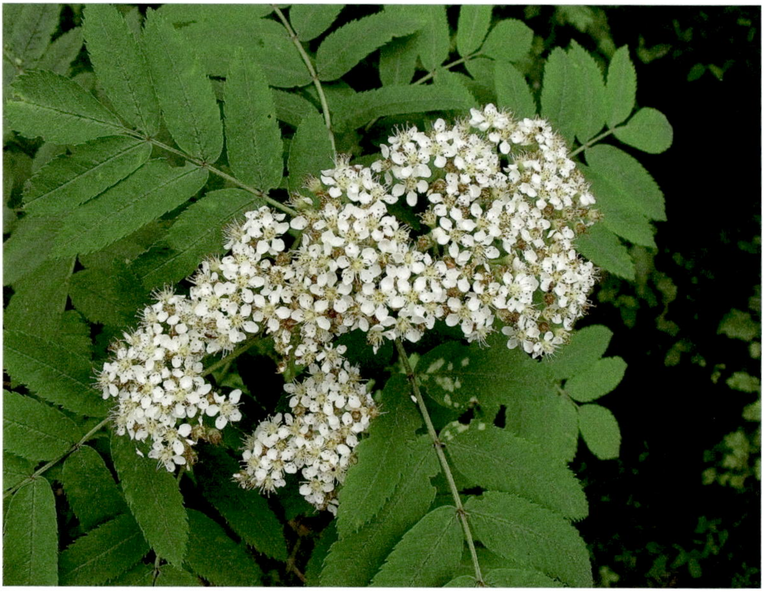

Ebereschenblüte

Von August bis in den Winter hinein locken die gelb-orangefarbenen oder scharlachroten Beeren viele Vögel an. Die Drosseln, Dompfaffen und andere Vögel tragen mit den Beeren die Samen überall hin. Die Eberesche hat als einzige Baumfrucht in den orangeroten Beeren einen schwarzen Stein.

Im Herbst erscheint die Eberesche in einer wunderschönen Laubfärbung. Mit Gelb über ein vielfältiges Orange bis zum Tiefrot erfreut sie unsere Sinne, bis es dann braun zu Boden fällt.

Für die Kelten symbolisierte die Eberesche das Leben. Sie sollte vor bösem Zauber und Unheil schützen. So pflanzten sie Ebereschen an Orakel- und Gerichtsstätten. Auch für die Germanen war nicht nur die Esche, sondern auch die Eberesche (falsche, unechte Esche) ein heiliger Baum. Sie weihten sie dem Gewittergott Donar. In Schott-

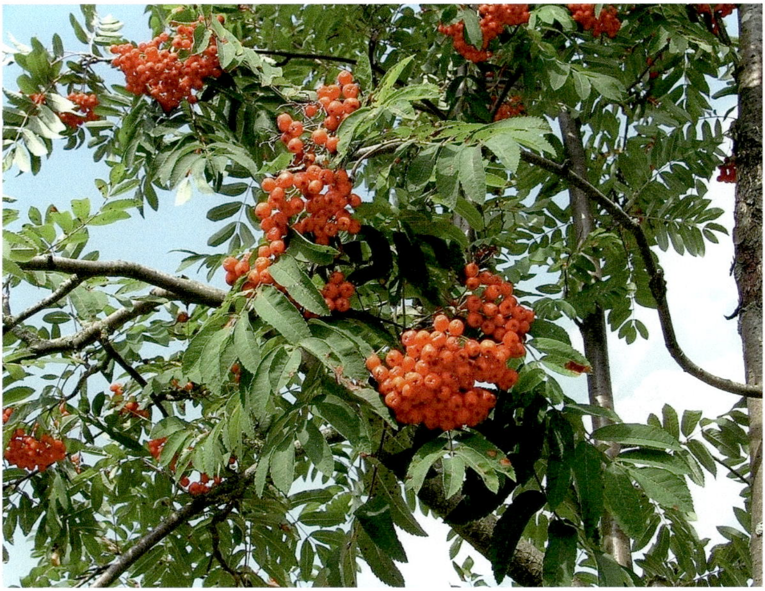

Ebereschenfrüchte

land galt die Eberesche als Hexen abweisend. Man hängte Zweige über Haus- und Stalltüren.

Das Holz der Eberesche wurde von Druiden zu zeremoniellen Räucherungen benutzt. Auch schnitzten sie sich einen Zauberstab, den sie bei verschiedenen Ritualen benutzten. Die biegsamen Äste eignen sich gut für Wünschelruten.

Heute noch wird vielfach eine Abkochung der Blätter den Schweinen gefüttert, damit sie nicht krank werden, wenn sie in einen neuen Stall kommen. Breiteten sich Seuchen bei Rindern, Schweinen und Ziegen aus, so gaben die Bauern ihnen das frische Laub der Ebereschen zu fressen.

Doch nicht nur bei Tieren regen die Früchte das Immunsystem an und stärken so die Abwehrkräfte, sondern auch bei den Menschen.

Vögel fressen instinktiv, und viele arme Menschen aßen früher intuitiv die Ebereschenfrüchte. Für karge Wintertage trockneten die Leute die Beeren, kauten sie und waren so mit dem notwendigen Vitamin C und mit Kohlenhydraten in Form von Fruchtzucker versorgt.

Heute wissen wir, dass nicht nur der hohe Vitamin-C-Gehalt das Immunsystem anregt und so vor Skorbut und Zahnfleischbluten schützt, sondern dass auch die Farbe Orange mit dem hohen Anteil von Carotinoiden für die Gesundheit bedeutsam ist. Orange ist die vitalste Farbe, die Müdigkeit und depressive Verstimmung vertreibt, die Lebensfreude und Kreativität weckt und Aktivität und Tatendrang fördert.

Inhaltsstoffe und Anwendungen

Inhaltsstoffe der Ebereschenbeeren sind Fruchtsäuren, Bitterstoffe, Sorbit, Pektin, Gerbstoffe, Carotinoide, Anthocyane, Vitamin A und viel Vitamin C.

Aus den Beeren wird der wertvolle Zuckeraustauschstoff Sorbit hergestellt, der besonders von Diabetikern sehr geschätzt wird. Er regt die Gallenproduktion an und wirkt auf diesem Wege leicht abführend und entgiftend. Blausäureglykoside zerfallen beim Kochen.

Aus den getrockneten Beeren kann ein Kaltauszug bereitet werden: 1 Teelöffel Beeren auf eine Tasse Wasser zehn Stunden ziehen lassen, abseihen und schluckweise über den Tag verteilt trinken. Dieser Tee wirkt harntreibend, stoffwechselaktivierend und fördert die Entschlackung. Den ganzen Tag über die Beeren zu kauen, hilft bei Heiserkeit.

Ebereschenelixier und -saft wirken aufbauend, appetitanregend, verdauungsfördernd und kräftigend. Sie werden auch bei Gicht und Rheuma angewandt.

Das aus den bittersüßen Früchten – hierfür eignen sich die Beeren der gewöhnlichen Esche – gekochte Mus und Gelee schmeckt zu Lamm, Schwein und Wild.

Ein Tee aus frischen Ebereschenblüten hilft bei Bronchitis, Husten, Heiserkeit, Entzündungen im Mund- und Rachenraum, und er festigt das Zahnfleisch. Je nach Beschwerde sollte man den Tee trinken und auch mit ihm gurgeln.

Aus der Rinde lässt sich eine Beize zum Färben von Wolle und Seide herstellen, je nach Stärke gibt es einen rotgrünen oder rotbraunen Farbton.

So hatte die Eberesche in vergangenen Zeiten eine große Bedeutung. Sie wird auch heute noch für die Gesundheit geschätzt.

Die Edelkastanie

Castanea sativa

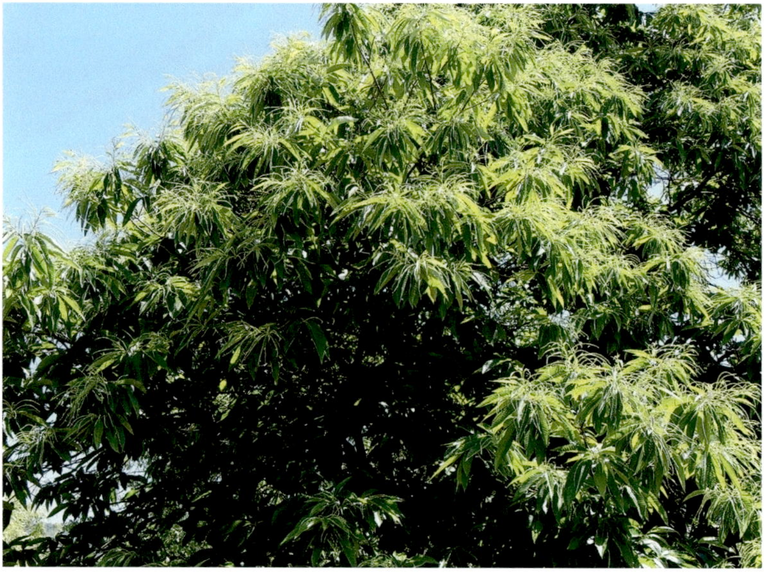

Blühende Edelkastanie

»Für einen anderen die Kastanien aus dem Feuer holen«. Dieses Sprichwort besagt, sich für einen anderen in Gefahr zu begeben. Es entstand, als die Edelkastanie, auch Esskastanie (Marone), in allen Mittelmeerländern und in Süddeutschland zu den Grundnahrungsmitteln wie z.B. Getreide und Mais gehörte. Wenn die Esskastanien zu lange im Feuer geröstet wurden, verbrannten sie und die wertvolle Nahrung war verdorben.

Die Kastanien werden kreuzweise eingeschnitten und für ca. eine Stunde in kaltes Wasser gelegt, anschließend tropfnass auf ein Backblech verteilt und bei 200 Grad Celsius 15–25 Minuten im Backofen geröstet. Andere wurden einfach in die Feuerglut geworfen.

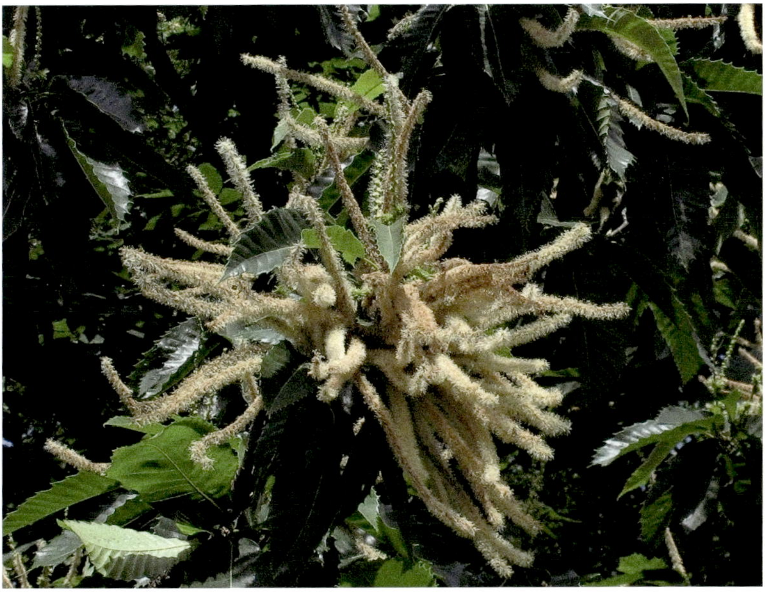

Edelkastanienblüte

Sind die Kastanien innen weich, schmecken sie süßlich-aromatisch. Als Grundnahrungsmitteln wurden die Esskastanien von den Kartoffeln abgelöst, die einfacher zu handhaben sind.

Inhaltsstoffe und Anwendungen

Medizinisch verwendet werden Früchte und Blätter.

Die Früchte enthalten folgende Inhaltsstoffe: Kohlenhydrate, Eiweiß, Fette, viele Mineralstoffe wie Magnesium, Kalium, Calcium, Spurenelemente wie Eisen, Mangan, Zink und Selen, Vitamine A, C, E, viele B-Vitamine, Salicylsäure.

Medizinisch werden die Früchte heute als Stärkungsmittel nach schweren Erkrankungen verwendet. Die ersten Früchte trägt ein Baum erst nach 15 bis 20 Jahren.

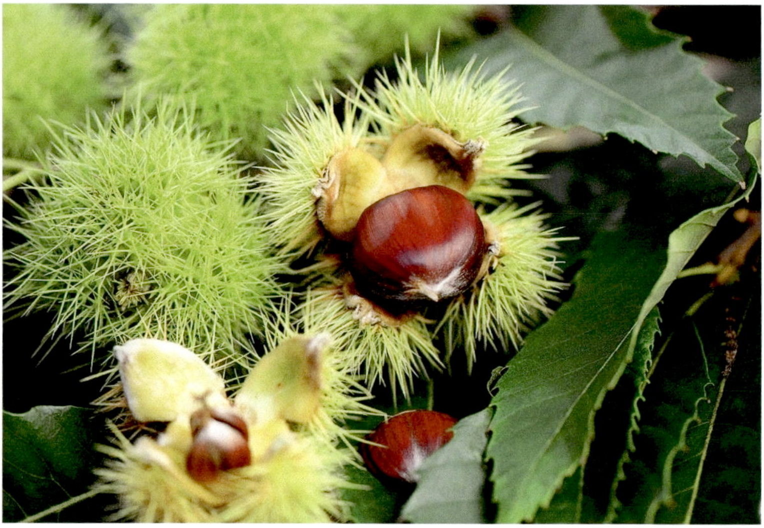

Edelkastanienfrucht, auch Marone genannt

Inhaltsstoffe der Blätter sind Gerbsäure (6–8% Tannin), Bitterstoffe, Flavonoide, Vitamine C und B.

Medizinisch werden die Blätter verwendet, indem man sie in Wasser aufkocht und dieses dann als Dampfbad bei Erkrankung der Atemorgane wie Husten, Keuchhusten, Durchblutungsstörungen sowie Durchfall nutzt. Bei Halsentzündung lindert der aufgekochte Sud durch Gurgeln die Beschwerden.

In der Bach-Blüten-Therapie (»Sweet Chestnut«) sollen die Energien der frischen Blüten in verzweifelten Situationen Trost spenden.

Die Eiche

Quercus

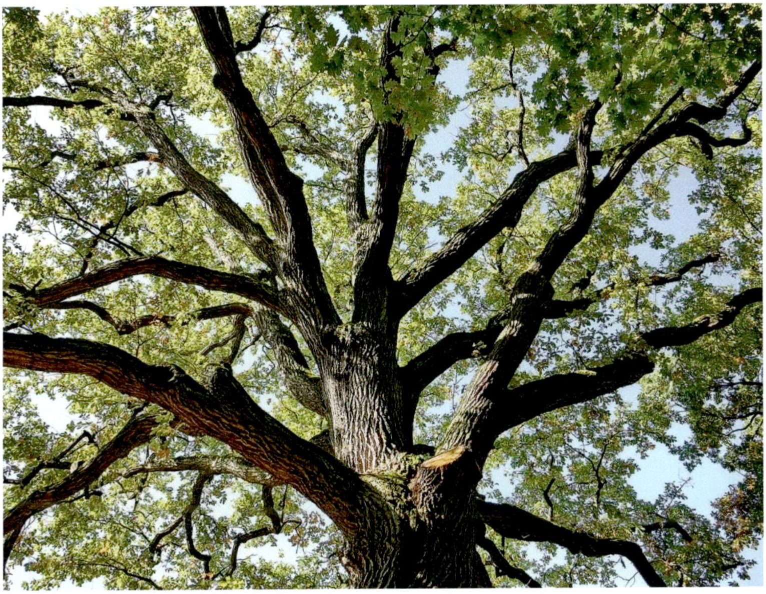

Mächtige Stieleiche

Über 200 verschiedene Eichen hat es in unseren Breiten gegeben: Stieleiche, Traubeneiche, Flaumeiche, Steineiche, Roteiche, Zerreiche, Scharlacheiche, Kermeseiche, Loheiche, Flammeiche und Sumpfeiche, um nur einige zu nennen.

Spricht man bei uns von Eichen, meint man entweder die Stieleiche (Quercus rubur), bis zu vier Früchte sitzen an einem Stiel, oder die Traubeneiche (Quercus petraea), Früchte ohne Stiel. Beide Arten sind sich in ihrem Erscheinungsbild und in ihren Lebensgewohnheiten ähnlich.

Die Eiche erscheint uns knorrig, trotzig, majestätisch, voller Kraft und Energie. Sie ist Sinnbild für Standfestigkeit und Stärke. Seit alters her wurde die Eiche als männ-

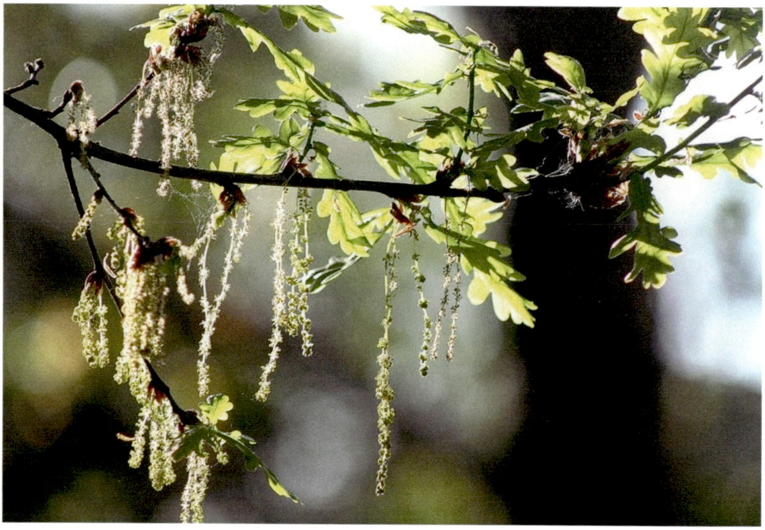

Blühende Eiche

lich empfunden. Es gibt kaum einen Baum, der sich so stark mit den Erdkräften verbindet.

Die langen, schweren Pfahlwurzeln reichen bis tief hinab in die Erde und verankern den Stamm standfest und unverrückbar im Boden. Eichen lieben Wasseradern. Deshalb werden sie – wissenschaftlich nachweisbar – häufiger vom Blitz getroffen als andere Bäume. »Unter Eichen sollst du weichen, Buchen sollst du suchen, wenn du Linden nicht kannst finden«, so sagt der Volksmund. Dieses gilt heute nicht mehr. Bei Gewitter sollte man unter keinem Baum Schutz suchen.

Das Holz ist fest, dauerhaft und eisenhart. Es werden unter anderem daraus Häuser, Schiffe und Wasserräder gebaut. Hunderte von Jahren ist das Eichenholz haltbar, unter Wasser fast unbegrenzt.

In allen Ländern, in denen die Eichen wuchsen, wurde der Baum zum »Heiligen Baum« erklärt. Von Hethitern,

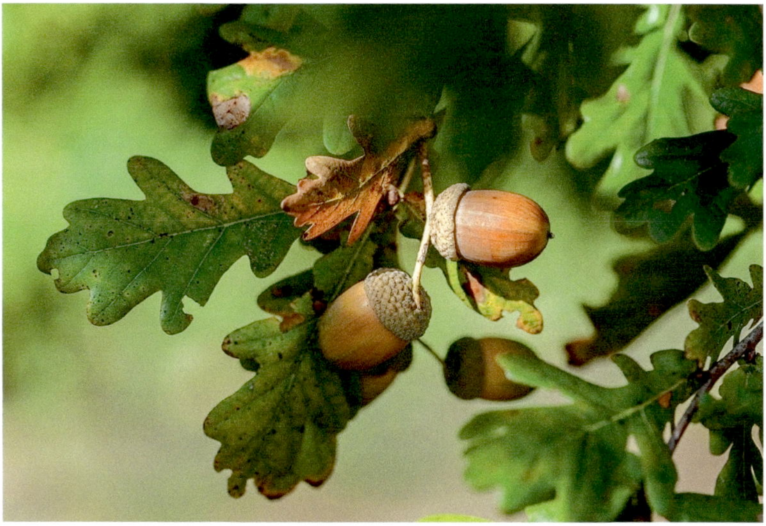

Früchte der Stieleiche

Persern, Griechen und Römern sind Eichenkulte bekannt. Die Kelten, Goten und Germanen verehrten die Eiche als einen den Göttern geweihten Baum. Im Rauschen der Zweige meinten sie, die Botschaften der Götter und ihren Willen zu erkennen. Unter mächtigen Eichen fällten die Germanen Gerichtsurteile. Karl der Große und seine Vögte sprachen unter ihnen Todesurteile aus.

Eichen können bis zu 2000 Jahre alt werden. Der älteste Laubbaum in Deutschland ist die Femeeiche bei Erle im Münsterland. Sie soll über 1500 Jahre alt sein.

Viele stattliche Eichen wurden bei uns von den christlichen Missionaren gefällt. Im Jahre 723 fällte der Benediktinermönch und Missionar Bonifatius eine heilige Eiche. Die Christen wollten demonstrieren, dass die Götter nicht in den mächtigen Bäumen wohnten und dass es nichts Heiligeres als ihren Christengott gab. Selbst Bismarck spürte, dass seine Eichen im Sachsenwald Kraft und Energie ausstrahlten, denn war er müde und erschöpft, umarmte er eine starke Eiche in der Gewissheit, dass die Eichenenergien ihn wieder auftanken würden. Bäume werden auch heute noch von vielen Menschen umarmt, weil sie deren Kräfte wahrnehmen und sich ihnen zutiefst verbunden fühlen.

Die Eiche bietet vielen Tieren Wohnung und Nahrung. Blattfressende Insekten leben in und unter der Rinde. Schmetterlinge und Hirschkäfer nehmen den Blutungssaft auf, der aus den kleinen Verletzungen der Eiche heraustritt. Viele Tiere fressen Eicheln. Die Kraniche stärken sich im Herbst bei uns nicht nur mit Getreide, auch Eicheln an den Feldrändern werden gefressen, bevor sie ihren langen Flug nach Südspanien zu den Korkeichenhainen antreten. Dort finden sie wieder genug Eicheln für ihr Überleben. Eichelhäher und Eichhörnchen fressen sich an Eicheln im Herbst satt und der Überfluss wird für den Winter vergraben. Wird das Versteck von den Tieren vergessen, dann keimen die Eicheln im Frühjahr und es entsteht ein neuer Eichenbaum.

Litten Haustiere unter Durchfall, mischte man Eichelmehl unter das Futter. Das Pektin bindet den Durchfall verursachenden Bakteriengifte, die Gerbstoffe ziehen die Oberfläche der Darmschleimhaut zusammen, so dass der Nährboden für neue Keime entfällt. So wirkt auch ein Eichenrindentee gegen Durchfall beim Menschen.

Inhaltsstoffe und Anwendungen

Inhaltsstoffe der Eicheln sind 35 Prozent Stärke, 6 Prozent Eiweiß, 7 Prozent Zucker, 15 Prozent fettes Öl, außerdem Wasser, Mineralstoffe und Vitamine.

Vor der Einführung der Kartoffeln in der Mitte des 18. Jh. waren die Eicheln für die Menschen ein wichtiges Lebensmittel. Sie wurden in Salzwasser entbittert, getrocknet, geröstet und gemahlen, mit Getreidemehl vermischt und zu Brot verbacken. Man verknetete das Eichelmehl auch mit Honig und süßen Früchten und aß es roh. Nach den Weltkriegen dienten Eicheln als Kaffeeersatz.

Heute nimmt man in der Heilkunde auch die Rinde von den abgebrochenen Ästen junger Eichenbäume. Sie enthält 20–25 Prozent des Gerbstoffs Tannin, Katechine, Bitterstoffe, Mineralstoffe wie Kalzium, Zucker und Pektin. Eine Abkochung aus Eichenrinde kann vielfach medizinisch genutzt werden, wie zu Umschlägen und Teilbädern bei chronischen Hauterkrankungen, bei Hämorrhoiden, Frostbeulen, Zahnfleischblutungen und Parodontose, bei Halsentzündungen, Durchfall und Schweißfüßen.

Eichenrindentee wirkt gewebefestigend, desinfizierend und schweißhemmend und juckreizstillend. Für Umschläge werden zwei Esslöffel Eichenrinde und ein Liter kaltes Wasser zum Kochen gebracht und weitere fünfzehn Minuten köcheln gelassen. Für Teilbäder von allem die doppelte Menge nehmen, ebenfalls kochen, absieben und dann ins Badewasser geben. Eichenrindenextrakt gibt es auch als Fertigpräparate.

Auf den Eichen wachsen häufig Misteln. 1917 stellte Dr. Rudolf Steiner zusammen mit Frau Dr. med. Ita Wegmann aus den Misteln das Medikament »Iscador« gegen Krebs her. Dr. Steiner ging von der Signaturenlehre aus, die in der Natur Ordnungen eingeschrieben sah. Die Mistel nimmt sich als Schmarotzer ihre Nahrung und Lebensenergie aus der Eiche. Das Karzinom lebt als Schmarotzer in Organen des menschlichen Körpers, verdrängt nach und nach Kraft und Lebensenergie. Die Mistelpräparate von der Eiche werden dem krebskranken Mann, die vom Apfelbaum der Frau verordnet. Die Präparate wirken cytostatisch (krebszellzerstörend), stimmungsaufhellend und stärken das Immunsystem. Das sind wichtige Voraussetzungen, den Krebs zu bekämpfen. Heute wird die Misteltherapie gegen Krebs von den Krankenkassen vergütet, weil man die Wirksamkeit anerkennt.

Die Eiche wird uns mit ihren vielfältigen medizinischen Anwendungsmöglichkeiten und Heilkräften immer wieder inspirieren.

Die Esche

Fraxinus excelsior

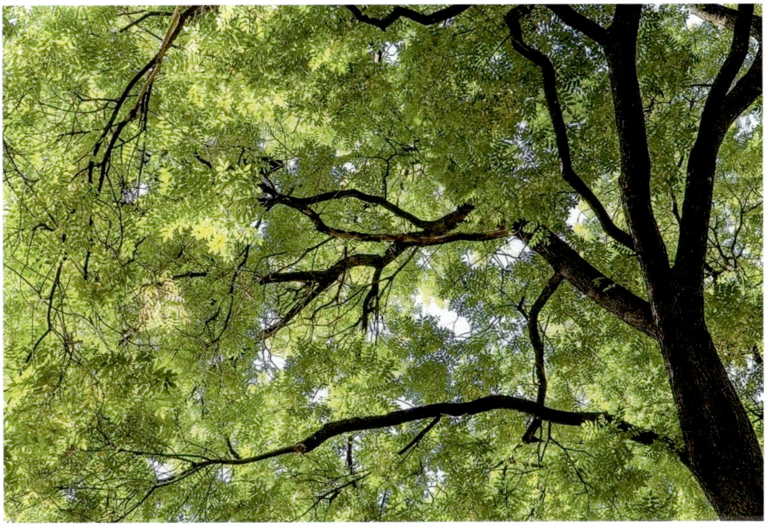

Krone eines Eschenbaumes

Werden unsere Kinder und Enkelkinder noch schöne große Eschenbäume kennenlernen?

Das Eschensterben hat längst begonnen, auch wenn niemand darüber spricht. Die Eschen werden von einem Pilz aus Asien, dem falschen weißen Stängelbecherchen befallen. Er dringt ein in die Zweige und löst krebsartige Wucherungen aus. Diese Wucherungen unterbrechen die Wasserversorgung der Äste. Zuerst fallen die Blätter ab, die Zweige werden kahl, und nach kurzer Zeit wird der ganze Baum zerstört. Die Sporen der Pilze werden mit dem Wind verbreitet.

Die Esche ist auch im Winter ein interessanter Baum. Die dicken, samtig schwarzen Knospen fallen besonders an den Triebspitzen mit einer großen End- und zwei kleineren

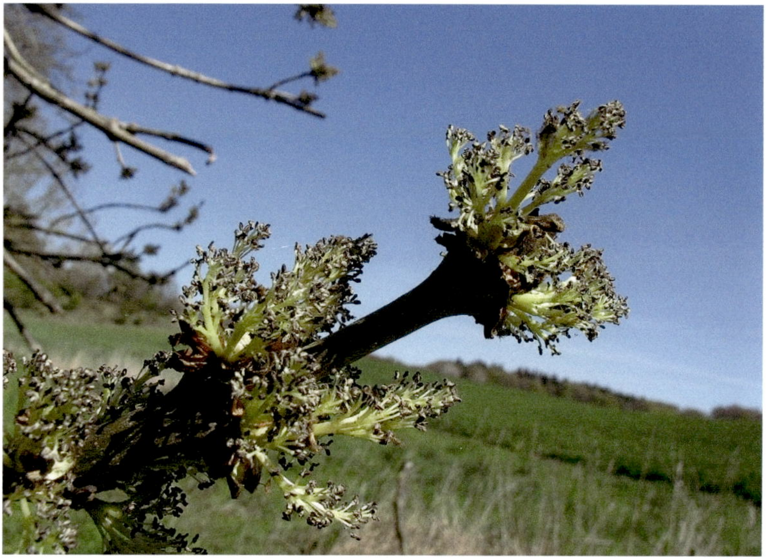

Männliche Blüten der Esche

Seitenknospen auf. Die geflügelten Früchte, die in dichten Büscheln noch im Winter am Baum hängen, werden besonders vom Dompfaff gern gefressen.

Das Holz ist zäh und elastisch und zählt forstwirtschaftlich zum wertvollsten Holz für die Herstellung von Werkzeugen und Möbeln.

In der griechischen Mythologie zog Achilles mit einem Speer aus Eschenholz in den trojanischen Krieg. Seit Jahrhunderten heißt das Holz auch Wund- und Heilholz. Es wird ihm eine besondere Kraft zugesprochen. Die Esche kann 300 Jahre alt werden und bis zu 40 Meter hoch. Die Wurzeln reichen tief ins Erdreich, und die Krone ragt hoch in den Himmel. Dadurch werden Erdrutsche verhindert.

Bei den Kelten war die Esche der Baum der Magier, des ewigen Lebens und Symbol für die Macht des Wassers.

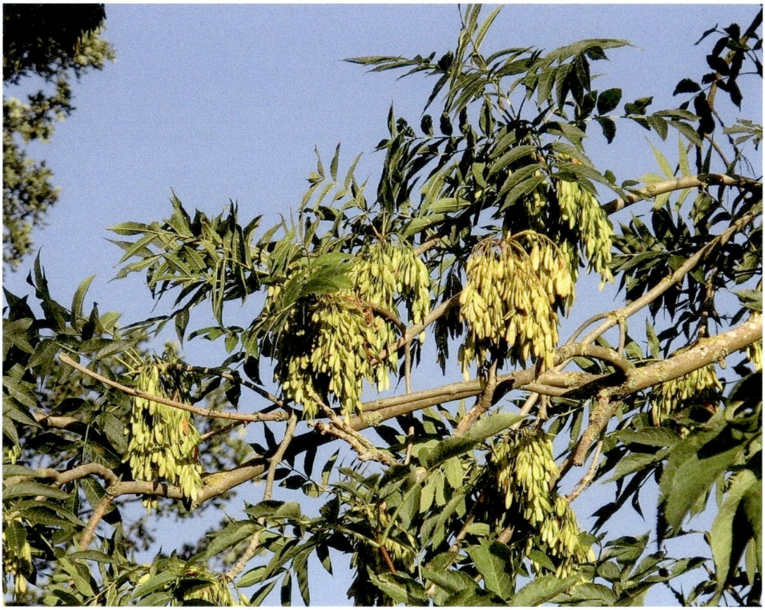

Früchte der Esche

In der nordischen Mythologie wird die Esche zum Weltenbaum Yggdrasil. In den höchsten Zweigen wohnen die Götter, in der Mitte die Menschen auf einer Erdscheibe, und an den Wurzeln saßen die Schicksalsgöttinnen. Viele deutsche Orte haben ihren Namen von der Esche, z.B. Eschwege, Eschede, Eschweiler, Eschelbronn.

Eine Volksweisheit sagt:

»Grünt im Mai die Eiche vor der Esche,
gibt's im Sommer große Wäsche.«
»Treibt die Esche vor der Eiche, bringt
der Sommer große Bleiche.«

Inhaltsstoffe und Anwendungen

Medizinisch verwendet werden Blätter und Rinde.

Die Inhaltsstoffe der Blätter und Rinde sind Cumarinderivate, Flavonoide, Gerbstoffe, Sterole, Manit, Glucose, ätherische Öle und Bitterstoffe. Ihre Wirkungen sind entzündungshemmend, schmerzlindernd sowie stoffwechselaktivierend und finden medizinische Verwendung bei Rheuma, Gicht und Verstopfung. Die jungen Blätter können in Salaten gegessen werden. Die bittere Eschenrinde ist eines der ältesten Ersatzmittel für Chinarinde und diente zur Behandlung von Malaria.

Der Feldahorn

Acer campestre

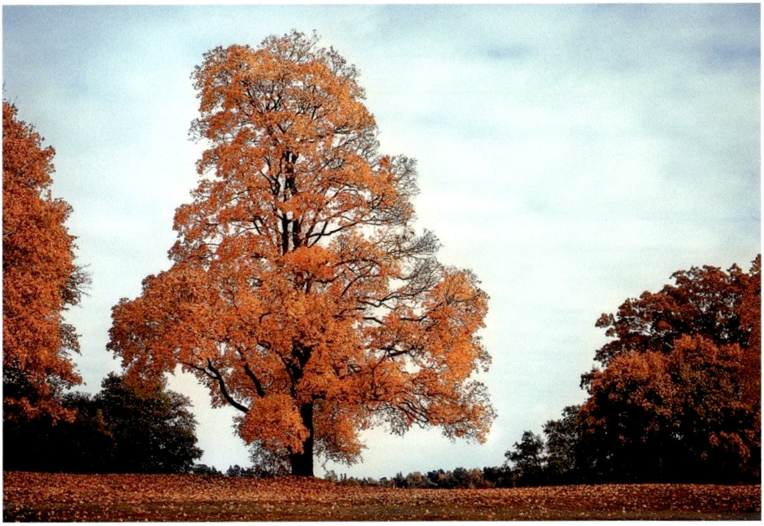

Ahornbaum im Herbst

Von der Ebene bis ins Hügelland wächst der Feldahorn, selten im Gebirge. Weltweit gibt es zwölf Wildarten und mehr als 1200 Zuchtformen. In Schleswig-Holstein finden wir den Feldahorn u. a. in Knicks, an Waldrändern, in Parks, aber auch im Mischwald. Überwiegend wächst er als Strauch. Er kann auch mit 15 m Höhe ein ein- oder mehrstämmiger Baum werden und ein Alter bis zu 200 Jahren erreichen. Auch als Heckenpflanze bewährt er sich, weil er den Rückschnitt gut verträgt. Typisch für den Feldahorn ist, dass der Stamm oft einen krummen, knorrigen Wuchs hat. Oft wachsen an jungen Zweigen flügelartige Korkleisten. Die Stabilität wird dadurch verbessert.

Im Gegensatz zum Berg- und Spitzahorn wächst der Feldahorn sehr langsam. Dadurch wird das Holz fester.

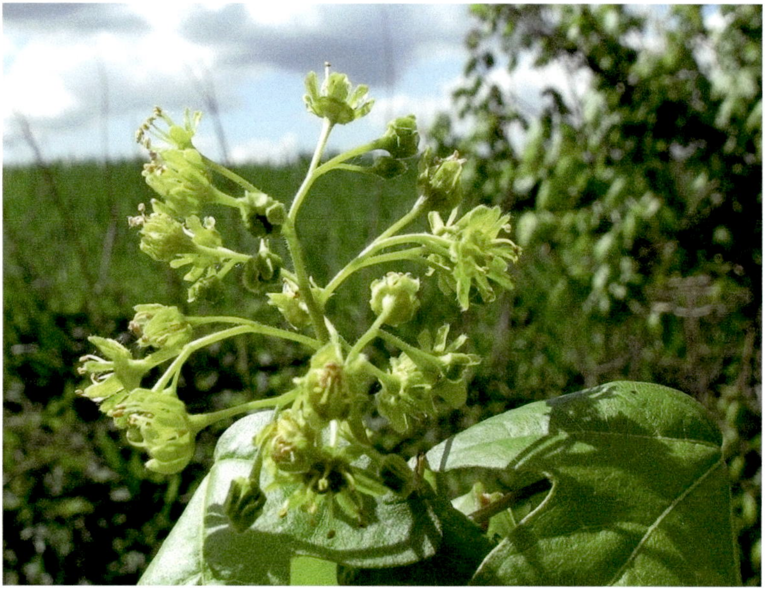

Feldahornblüte

Das Holz wird gern für Drechslerarbeiten und Holzschnitzereien verwendet. Von den drei bei uns beheimateten Ahornarten – Berg-, Spitz- und Feldahorn – gilt der Feldahorn als einzig wirklich heimische Art.

Der Feldahorn verträgt gut Sommerhitze und Trockenheit. Sein Laub ist leicht abbaubar und eignet sich gut zur Humusbildung.

Anfang Mai erscheinen gleichzeitig mit dem Laubausbruch die grün-gelben männlichen und weiblichen Blüten in einer kleinen lockeren Traube. Die Früchte bezeichnet man als Nüsse. Es sind jeweils zwei gegenüberbefindliche Nüsse mit einem Flügel, so dass der Wind sie in alle Richtungen wehen kann. Im Herbst färben sich die Blätter goldgelb, selten orange-rot. Der Feldahorn wird kaum von Krankheiten befallen, doch häufig sind an den Blattoberseiten verschiedene Gallen zu sehen. Es sind harmlose

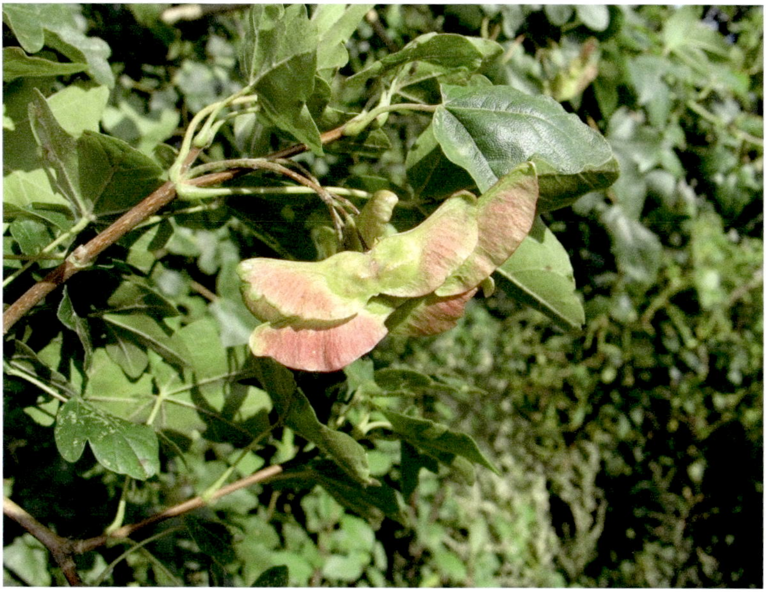

Früchte des Feldahorns

Wucherungen, verursacht von Gallmücken, die sich in diesen Gallen entwickeln.

Der Ahorn war für die Kelten Symbol des Kosmos und der Ganzheit des Universums. Das dreigeteilte Blatt bedeutete die Trinität, das weiße Holz spiegelte die Reinheit wider.

Früher nannte man den Feldahorn auch Mazzaltra, der Speisebaum.

Aus dem Blutungssaft wurde Ahornsirup gewonnen, insbesondere ist uns dies vom Zuckerahorn in Kanada bekannt. Die frischen Blätter kann man in Salat mischen oder wie Sauerkraut durch Milchsäuregärung für den Winter haltbar machen.

Auch als Viehfutter fanden die Ahornblätter Verwendung.

Der Feldahorn ist robust und wird gern als Straßenbaum – auch an Autobahnen – gepflanzt.

2015 wurde der Feldahorn zum Baum des Jahres ernannt. Er hat sich schon in den letzten klimaverändernden trockenen Jahren als besonders beständig erwiesen und wird wohl in der Zukunft eine noch größere Rolle spielen.

Inhaltsstoffe und Anwendungen

Medizinisch verwendet werden die jungen, grünen Blätter mit ihren Inhaltsstoffen Saponine, Gerbstoffe, Flavonoide und Vitamine. Auch den Blutungssaft im Frühjahr hat man in damaliger Zeit verwendet, er ist zuckerhaltig und aromastoffreich. Die Wirkungen sind fiebersenkend, entzündungshemmend und abwehrstärkend.

Anwendung finden die Extrakte bei Gicht, rheumatischen Erkrankungen und Erkältungskrankheiten. Die frischen, gequetschten Blätter lindern geschwollene Gelenke und Ödeme. Man legt sie auf die entsprechenden Gelenke und umwickelt sie mit einem Verband. Gepresste Blätter mit dem Presssaft auf die Einstichstelle gelegt mildern Entzündung und Juckreiz bei Insektenstichen.

Die Kupfer-Felsenbirne

Amelanchier lamarckii

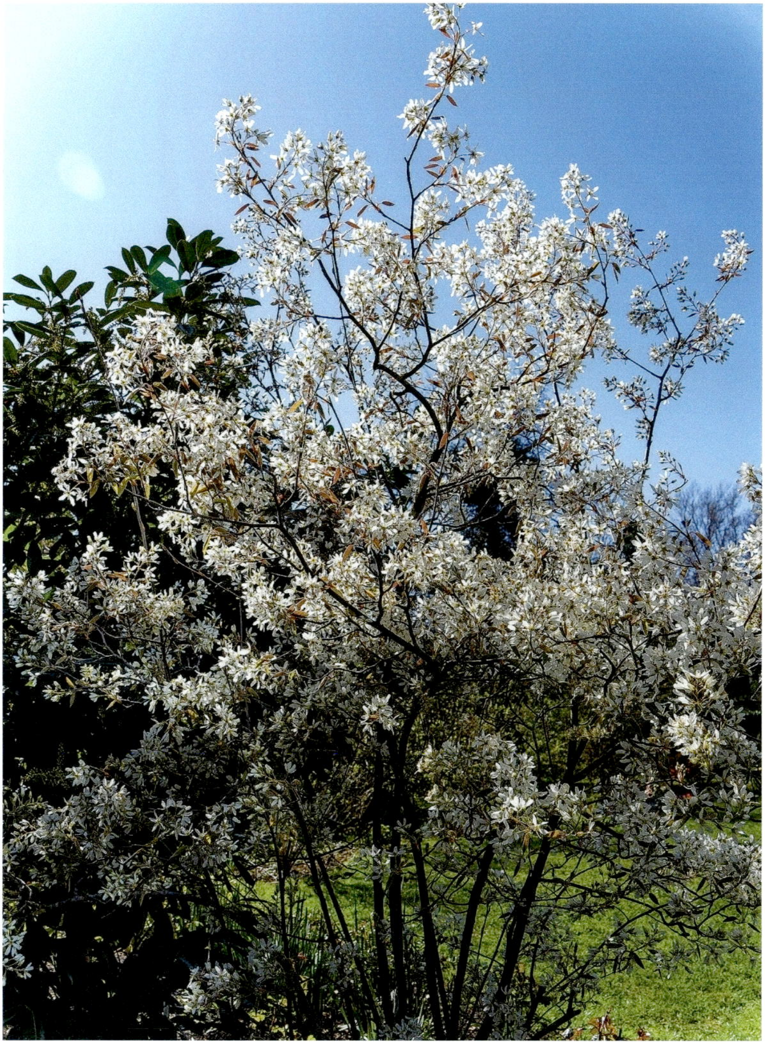

Blütenpracht der Kupfer-Felsenbirne

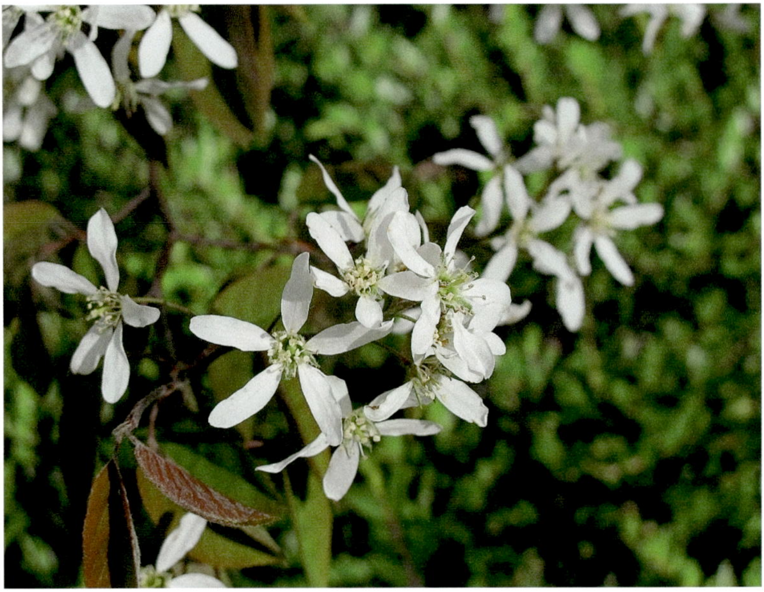

Blüte der Kupfer-Felsenbirne

Die Kupfer-Felsenbirne übt auf uns Menschen eine Faszination aus wegen der wechselnden Farben ihrer Blätter. Im Frühjahr, beim Austrieb, sind die Blätter kupferfarbig und bilden einen starken Kontrast zu den vielen weißen Blüten. Zum Sommer färben sich die Blätter dunkelgrün. Ein beeindruckendes Farbspiel entwickelt sich im Herbst, die Blätter werden leuchtend gelb, dann gehen sie über in orange bis rot.

Es gibt ca. 25 Arten von Felsenbirnen. Die meisten stammen aus Nordamerika.

Die Schwarzfußindianer verarbeiteten die Früchte zu Suppen, Eintöpfen und Pemmikan. Pemmikan ist luftgetrocknetes, gestampftes, mit Fett und Beeren angereichertes Büffelfleisch. Die getrockneten Beeren dienten auch als Handelsware.

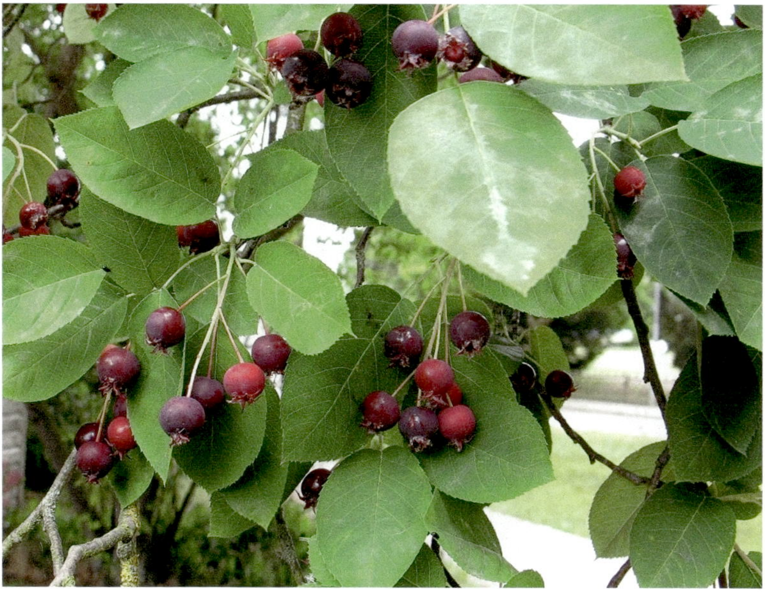

Früchte der Kupfer-Felsenbirne

Vor etwa hundert Jahren kam die Kupfer-Felsenbirne nach Europa. In den Alpen ist sie auf Höhenlagen bis zu 2000 Metern anzutreffen. Aufgrund ihrer reichen, weißen Blütenpracht wird sie dort auch Edelweißstrauch genannt. Ihre Wurzeln wachsen in tiefe Felsenspalten, wo sich Regenwasser ansammelt, und sie kann dort gut als Pionierbaum überleben.

Die süßen, getrockneten Beeren wurden als Korinthenersatz zum Backen verwendet, was der Felsenbirne den Namen Rosinenbaum einbrachte. Die Früchte werden gern von den Vögeln gefressen. Der wissenschaftliche Name »amelanche« ist keltisch-gallischen Ursprungs und bedeutet »Äpfelchen«. Die erste schriftliche Erwähnung der Felsenbirne datiert aus dem Jahr 1549.

Inhaltsstoffe und Anwendungen

Medizinisch verwendet werden die Früchte. Bitte nur reife, blauschwarze Beeren essen!

Inhaltsstoffe sind Fruchtsäuren, Anthocyane, Glycoside, Fructose, Vitamin C, Gerbstoff, Calcium, Magnesium, Natrium, viel Kalium, die Spurenelemente Zink, Eisen, Mangan und Kupfer.

Sie haben antioxidative, abwehrstärkende und vitalisierende Wirkungen. Deshalb verwendet man sie bei Erschöpfung, Infekten und Erkältungskrankheiten.

Die Haselnuss

Corylus avellana

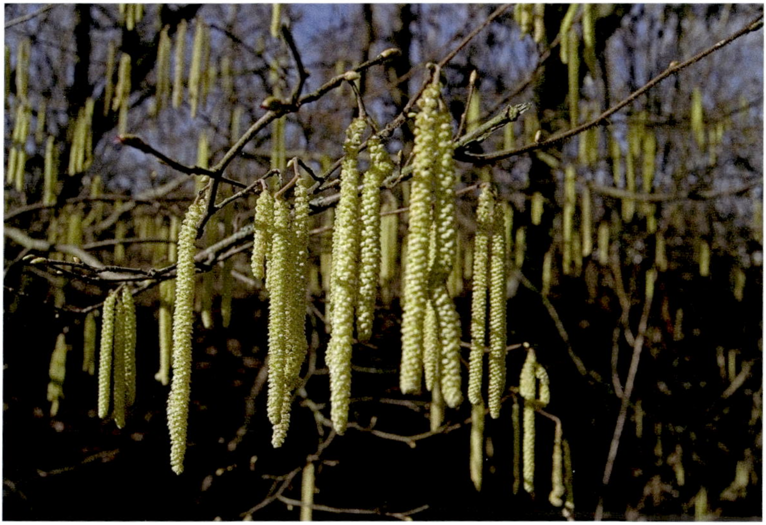

Haselnussstrauch in Blüte

Um den Haselnussstrauch ranken sich viele Märchen und Geschichten. Er galt als Abwehrmittel gegen Hexen und böse Geister. Er war den Kelten und Wikingern heilig.

Im Altertum und auch bei Hildegard von Bingen wurde der Genuss von Haselnüssen gegen Impotenz, Husten und Lungenentzündung empfohlen. Die Steinzeitmenschen schätzten Haselnüsse als fett- und energiereiche Sammlernahrung. In Masuren vergrub man unter einem Haselstrauch das durchschwitzte Hemd eines kranken Kindes, damit es die Krankheit überwand. Seit alters her galt die Nuss als Sinnbild der Fruchtbarkeit. Der Volksmund sagt: »Die Nuss muss erst geknackt werden.« Nüsse galten als Fruchtbarkeitsförderer (Vitamin E und viele verschiedene B-Vitamine).

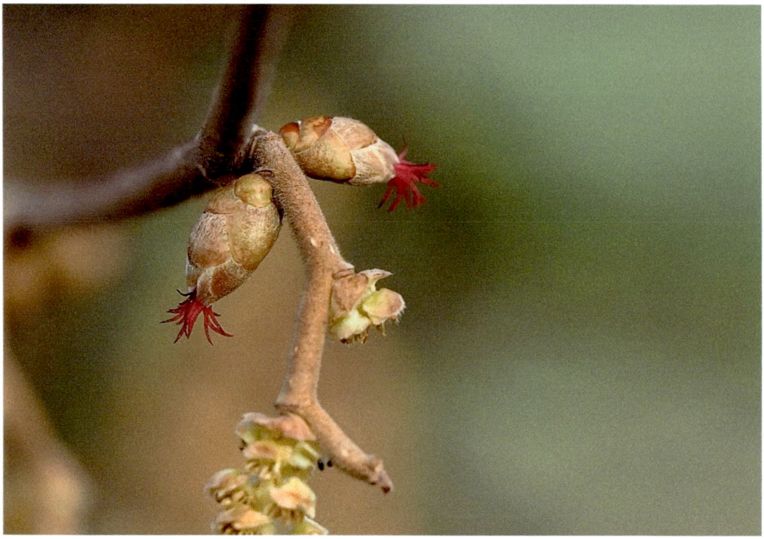

Weibliche Haselnussblüte

Die Hasel ist eine der ersten Büsche, die schon im Winter anfangen zu blühen. Die männlichen Kätzchen überwintern im geschlossenen Zustand und öffnen sich im zeitigen Frühjahr. Dann sind sie schon von weitem zu sehen. Haselkätzchen beinhalten ca. 2 Millionen Pollenkörner. Die weiblichen Blüten befinden sich in den Laubblattknospen, und nur die kleinen, roten fadenförmigen Narben ragen heraus. Die Bienen bestäuben nicht die Blüten. Dieses geschieht überwiegend durch den Wind, da sich zu dieser Jahreszeit kaum Insekten ins Freie wagen. Für die Bienen sind aber die männlichen Kätzchen mit ihren Pollen eine wichtige Nahrung im zeitigen Frühjahr.

Wie aus Weiden flechtet man auch aus Haselruten Körbe und Flechtwerk für Zäune und Hauswände. Die Haselruten sind gute Energiestromleiter um Wasseradern zu suchen.

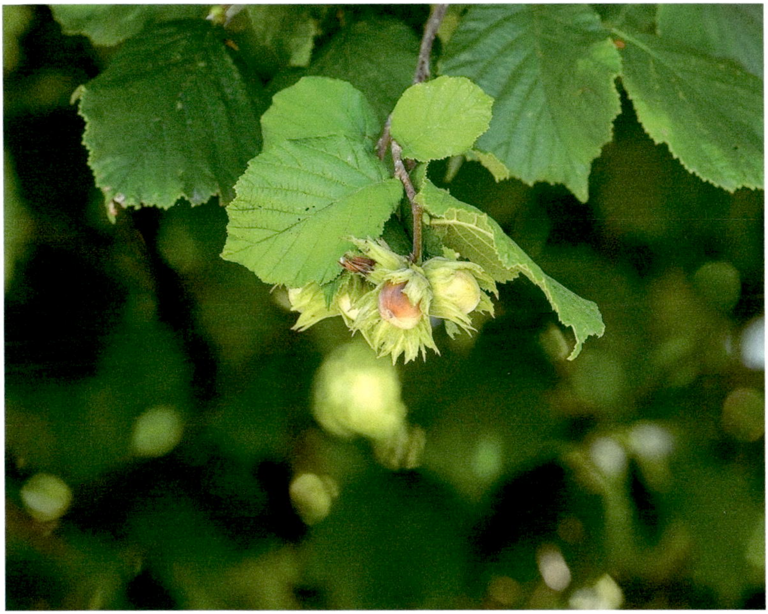

Haselnussfrucht

In der Bibel steht: Während der Flucht der Juden aus Ägypten drohten die Menschen zu verdursten. Auf Geheiß Gottes schlug Moses mit einem Haselzweig an den Felsen am Berg Sinai, und es quoll Wasser hervor.

Bei der Bluthasel sind die Blätter, die Kätzchen und auch die Hüllen der Nüsse dunkelrot. Dabei überdeckt der rote Farbstoff Antoxian das grüne Chlorophyll.

Nüsse werden vielfältig in der Küche verarbeitet. Sie werden mit Fruchtbarkeit und sexueller Kraft in Verbindung gebracht.

So sind Haselnüsse in vielfältiger Weise gesundheitsfördernd und wertvolle Nahrungsmittel.

Inhaltsstoffe und Anwendungen

Medizinisch verwendet werden Blätter, Rinde und Früchte.

Die Inhaltsstoffe der Blätter sind ätherische Öle, Flavonoide, Gerbstoffe, Chlorogensäure. In der Rinde sind es Gerbstoffe, Flavonoide, Phlobaphene, Sitosterin und Resinol. Das Resinol ist identisch mit Betulin.

Die Nüsse haben Eiweiß, ungesättigte Fettsäuren, viele Mineralstoffe und Spurenelemente, die Vitamine A, C, E, sowie viele verschiedene B-Vitamine und Salicylsäure.

Die Wirkung von Blättern und Rinde sind zusammenziehend, gefäßverengend, blutstillend und fiebersenkend. Deshalb galt der Haselstrauch als deutsche Hamamelis.

Medizinische Verwendung der Blätter und der Rinde wird innerlich bei Krampfadern, Magen-Darm-Beschwerden und fieberhaften Erkrankungen angewendet. Äußerlich werden Wunden und Hauterkrankungen damit behandelt, auch als Waschungen und Umschläge erhält man Linderung.

Die Hundsrose

Rosa Canina

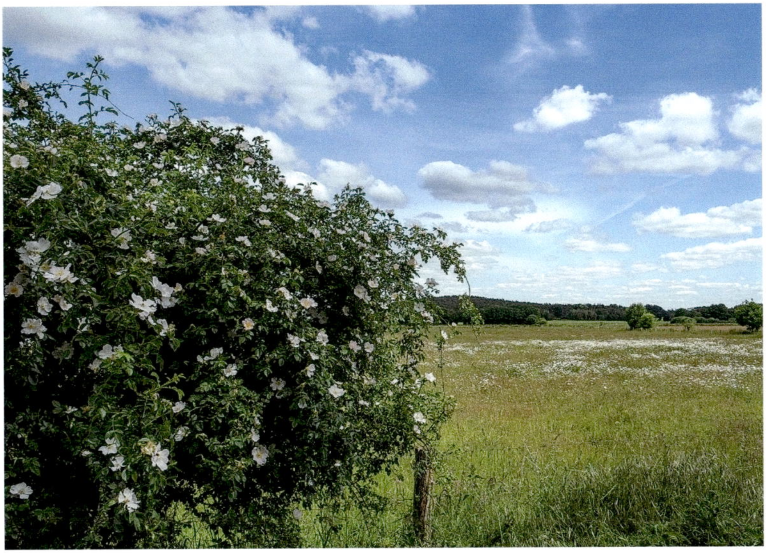

Blühender Hundsrosenstrauch

Laut Literatur gibt es mehr als 100 Wildrosenarten. Viele davon waren schon vor 4000 Jahren bekannt. Auch fand man in ägyptischen Gräbern kleine wilde Rosen.

Es gibt Schriften in denen im 1. Jahrhundert nach Chr. die Herstellung des Rosenöls für Heilzwecke beschrieben wird. Darin heißt es, dass das Öl beruhigend, keimtötend, wundheilend und erotisierend wirkt. In unserer Gegend sehen wir am häufigsten die Hundsrosen und die Essigrosen.

Auf den noch nicht entfalteten Blättern der Wildrosen entwickeln sich durch die Ablage von Eiern der Rosengallwespen Rosengallen. Das sind die sogenannten »Schlafäpfel«, die man früher kleinen Kindern unter das Kopfkissen

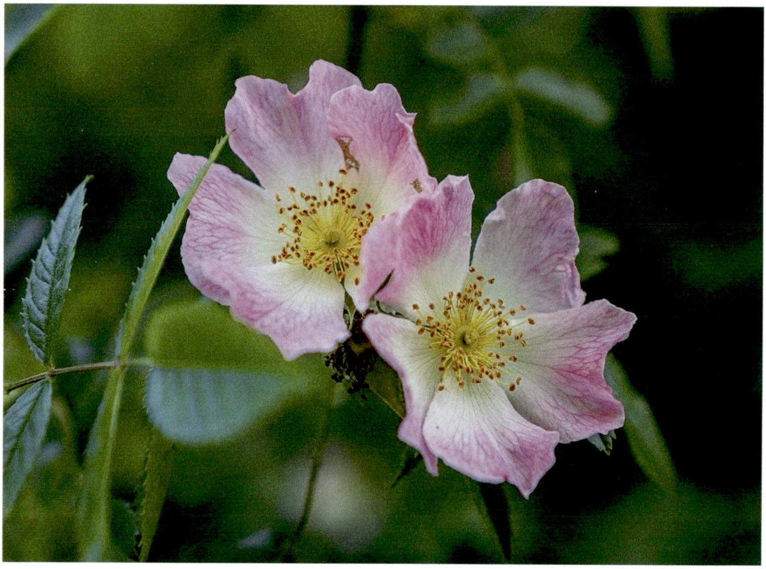

Blüte der Hundsrose

legte als Schutz vor Behexung und Krämpfen und für einen guten Schlaf.

Vor wenigen Jahren, zu Beginn des 21. Jahrhunderts, konnte der dänische Arzt und Biochemiker Dr. Kay Winther in klinischen Studien die Wirksamkeit der Galactolipide, die in den Hagebuttenfrüchten enthalten sind, nachweisen. Die Galactolipide wirken besonders bei Arthrose und rheumatischen Beschwerden schmerz- und entzündungshemmend, wodurch der Knorpelabbau verhindert und die Beweglichkeit der Gelenke verbessert wird. Es können auf diese Weise chemische Schmerzmittel eingespart werden. So ist noch in unserer Zeit ein sehr wirksames Naturheilmedikament erforscht und entwickelt worden.

Wildrosen können sehr alt werden. Die berühmteste ist der sagenumwobene 1000-jährige Rosenstock am Hildesheimer Dom.

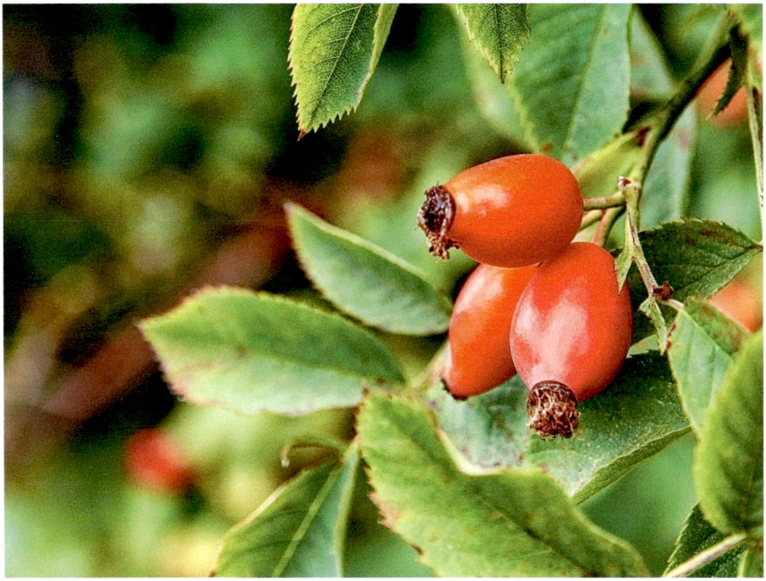

Hagebuttenfrüchte der Hundsrose

Inhaltsstoffe und Anwendungen

Medizinisch verwendet werden Blüten, Blätter und die Hagebutten mit den roten Scheinfrüchten und Samenkernen.

Inhaltsstoffe der Blüten und Blätter sind ätherische Öle, Flavonglykoside und Catechingerbstoffe.

Die Wirkungen sind entkrampfend, harntreibend, entzündungshemmend und bakterizid.

Die medizinische Verwendung wird empfohlen bei Krämpfen im Magen-Darmtrakt, Entzündungen im Mundbereich und zur Festigung des Zahnfleisches.

Die Hagebutte hat viele Inhaltsstoffe. Diese sind Zitronen- und Apfelsäuren, Invertzucker, ätherisches und fettes Öl, Vanillin, die Vitamine A, B1, B2, C, E und K, Rutin und Carotinoide, zudem viele Mineralstoffe und die Spurenelemente Kupfer, Eisen, Zink und Mangan sowie 11 % Pektin und Galactolipide

Deren Wirkungen sind darmregulierend, cholesterinsenkend, antioxidativ, entzündungs- und schmerzhemmend.

Die medizinische Verwendung liegt deshalb im Vorbeugen bei Erkältungskrankheiten, Harnwegsinfektionen, Arthrose und rheumatischen Beschwerden.

Aus den Hagebuttenkernen wird Wildrosenöl hergestellt. Es ist reich an Vitamin E und essentiellen Fettsäuren, besonders auch an Gamma-Linolensäuren. Es liefert ein wertvolles glättendes und schützendes Pflegeöl für die trockene Haut und ist gut für eine intensive Wund- und Narbenpflege.

In der Bach-Blüten-Therapie schenken die Energien der »Wild Rose« Lebensfreude und Kraft zur Veränderung.

Die Krete

Prunus domestica

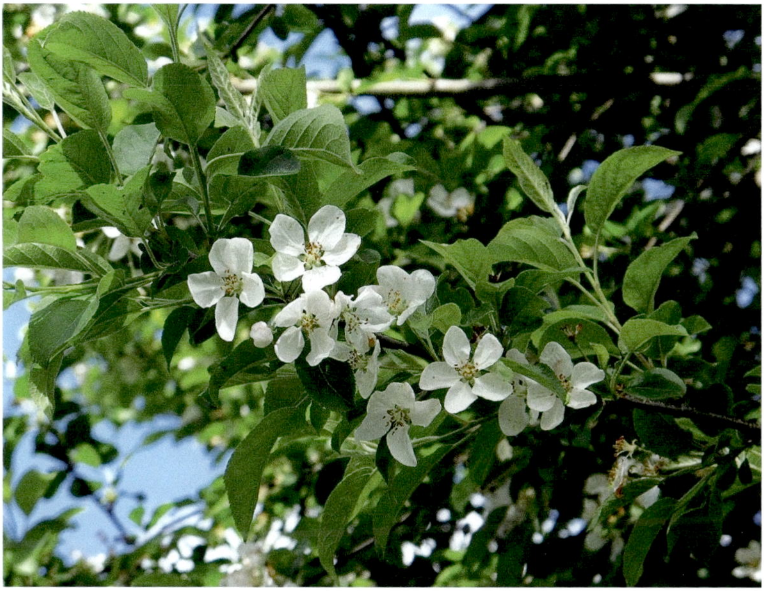

Blühende Krete

Die Krete, auch Kreke oder Haferpflaume genannt, liebt die nordischen Länder und gedeiht dort besonders gut an den Wald- und Wiesenrändern und den Knicks. Dort ist sie meist schon von Weitem an ihrem hohen Stamm zu erkennen. Sie kann aber auch wie die Schlehe kurzstämmig bis buschartig sein.

Die Krete ist die Urpflaume und die Mutter aller Pflaumenarten. Deshalb gibt es oft Verwechselungen und Streit bei den Experten.

Die Früchte sind rund, dunkelviolett, mit einem feinen milchigen Schalenbelag und einem von Fruchtfleisch umgebenden, festsitzenden kleinen Stein. Das Fruchtfleisch ist

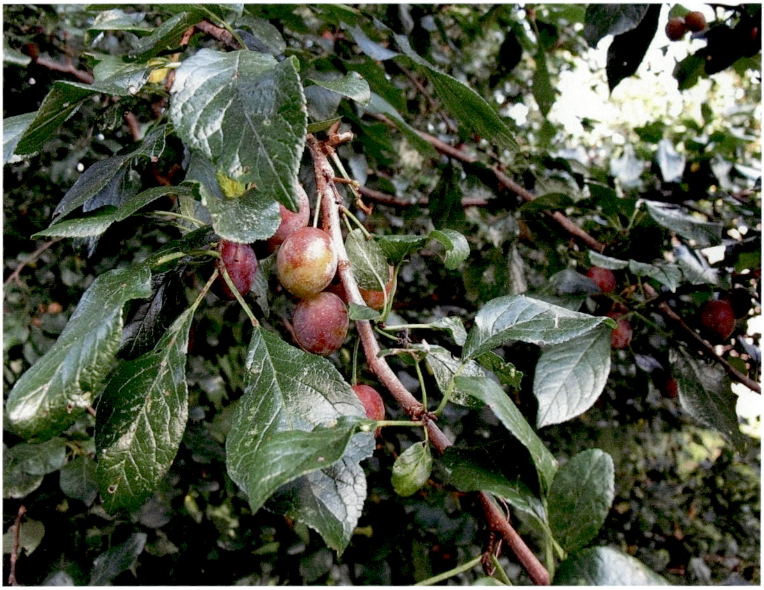

Früchte der Krete

aromatisch und süß. Daraus lassen sich leckere Marmelade, Gelee und Saftgerichte herstellen. Bekannt ist auch ein schmackhafter Kretenwein.

In der Jungsteinzeit hat man bereits versucht, die Krete zu kultivieren. Vor etwa 500 Jahren kam sie aus der Türkei als Obst- und Knickbaum nach Deutschland.

Zur Verbreitung müssen die Wurzeltriebe ausgegraben und wieder eingepflanzt werden. So vermehrt sie sich vegetativ. Selten gelingt eine Züchtung durch die Fruchtsteine.

Kretenbäume dürfen nicht geschnitten werden, weil dann die Fruchternten viel geringer ausfallen.

Man kennt die Krete in Schleswig-Holstein, Mecklenburg, Ostpreußen, Dänemark, Norwegen, Schweden und Finnland.

Inhaltsstoffe und Anwendungen

Medizinisch verwendet werden die Früchte. Sie enthalten die Inhaltsstoffe wie viele Mineralstoffe, Spurenelemente, die Vitamine C, B und E, Fructose, Gerb- und Bitterstoffe, Glycoside und Anthocyane.

Ihre Wirkung ist vitalisierend, entzündungshemmend, immunstimulierend und antioxidativ.

Eine medizinische Anwendung ist zu empfehlen bei Erkältungskrankheiten, Infekten, Erschöpfung und zur Rekonvaleszenz.

Hermann Genzmer aus Flensburg gilt über die Grenzen der BRD hinaus als Retter der Kreten. Er sorgte für die Vermehrung und verschenkte die kleinen Bäume an entsprechende Institute.

Die Linde

Sommerlinde – Tilia platyphollos

Winterlinde – Tilia cordata

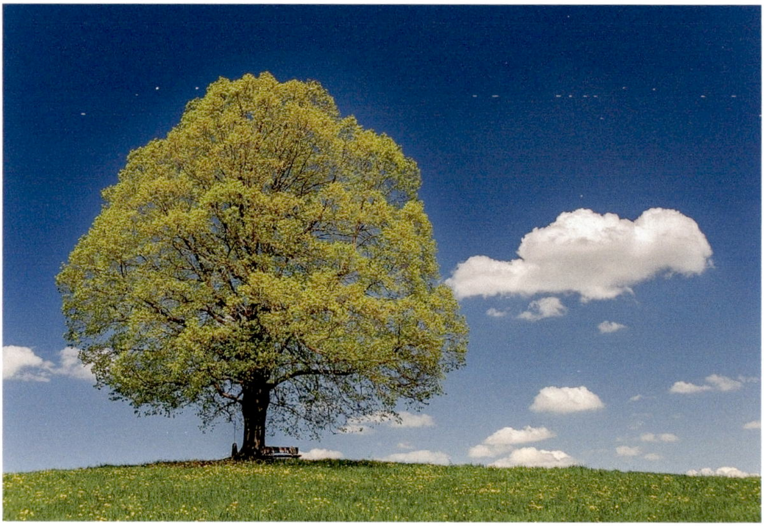

Lindenbaum

Zahlreiche Pollenfunde belegen, dass es bei uns schon vor etwa 100.000 Jahren Sommer- und Winterlinden gegeben hat. Während der Eiszeit zogen sie sich nach Osten zurück und kamen nach der Eiszeit wieder, wo sie mit anderen Laubbäumen große Mischbestände bildeten.

Das Erscheinungsbild beider Linden ist ähnlich. Der Stamm ist relativ kurz mit einer weit ausladenden, herzförmigen Krone. Linden werden bis zu 30 Meter hoch. Bei jungen Bäumen ist die Rinde dünn und glatt, bis sich später eine dunkelgrau-schwärzliche, längsrissige Borke bildet. Beide Lindenarten haben zweizeilig angeordnete Blätter, die asymmetrisch, herzförmig und am Rande gesägt sind.

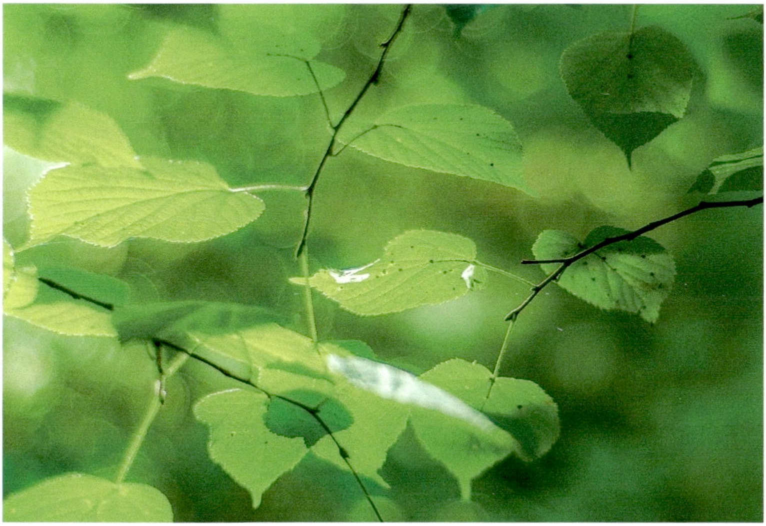

Blätter der Linde

Die Blätter der Winterlinde sind kleiner und fester und haben in den Blattnervenwinkeln rötlichbraune Härchen. Die Blätter der Sommerlinde sind heller und weicher, und an den Blattnervenenden sind winzige, weiße Haarbüschel.

Typisch ist auch bei beiden Arten der Blütenstiel, der mit einem pergamentartigen, blassgrünen Hochblatt verbunden ist. Die Sommerlinde hat zwei bis drei Blüten, die Winterlinde fünf bis elf. Sie produzieren viel Nektar und locken mit ihrem betörend süßlichen Duft viele Bienen und andere Insekten an. Der Lindenblütenhonig wird für die Gesundheit sehr geschätzt. Ende Juni und den ganzen Juli hindurch blühen die Linden. Die Winterlinde blüht zwei bis drei Wochen später als die Sommerlinde. Die Früchte sind kugelförmig, grau behaart und drei bis fünf Millimeter groß. Im Herbst löst sich der Fruchtstand mit dem Hochblatt ab, das wie ein Propeller vom Wind in drehenden Bewegungen fortgetragen wird.

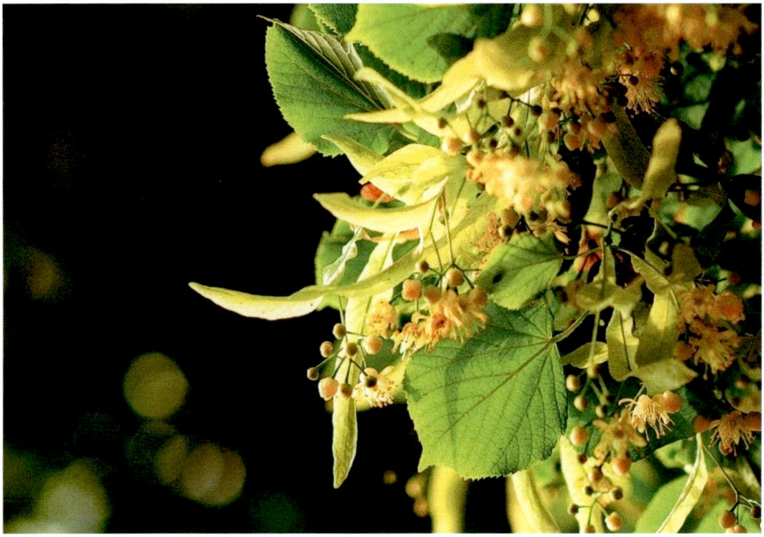

Blüten der Sommerlinde mit Lindennüssen

Die Linde ist kein Waldbaum, weil sie für die Forstwirtschaft zu wenig Nutzen bringt. In Ostpreußen gibt es jedoch zusammen mit Hainbuche und Esche noch größere Waldbestände. Bei uns finden wir sie heute in kleinen Hainen und als Solitär- und Straßenbaum. Linden können 2000 Jahre alt werden. In Deutschland gibt es etwa 30 Lindenbäume, die tausend Jahre alt und älter sind. Die Gerichtslinde in Staffelstein im Coburger Land wird auf 1150 Jahre geschätzt, die in Neuenstadt am Kocher soll noch älter sein.

Kunigunde, die Frau von Heinrich II., pflanzte in Kasberg in der Fränkischen Schweiz um die Jahrtausendwende eine Linde. Der knorrige Stamm der Kunigundenlinde ist in über 1000 Jahren hohl geworden. Der Innenraum soll so breit sein, dass sich darin ein Pferd unterstellen kann. Schon in der Siegfriedsage wird als einziger Baum die Linde erwähnt. Siegfried tötet einen Drachen und um Unverwundbarkeit zu erlangen, badet er im Blut des Drachen, das ihn wie ein Panzer umschließt. Auf seine Schulter weht dabei ein Lindenblatt und macht ihn an dieser Stelle verletzbar. Später durchbohrt Hagens Schwert Siegfrieds Schulter und tötet ihn. Das geschah unter einer Linde.

Unter einer Linde in Kötzing soll Wolfram von Eschenbach (1170–1220) seinen Parzifal geschrieben haben. Nach Gottfried Straßburg finden Tristan und Isolde Trost unter einer Linde. Waren Kriege beendet, so pflanzte man eine Linde. Die Verlierer pflanzten eine Friedens-, die Gewinner eine Siegeslinde. In Berlin ließ Kaiser Wilhelm II. in der Siegesallee Linden pflanzen, die heute noch als Kaiserlinden bezeichnet werden.

Es gibt viele interessante Geschichten, die vom Alter dieser mächtigen Bäume erzählen und viele Volkslieder, die die Linde preisen: »Vor meinem Vaterhaus, da steht‘ne Linde«, »Am Brunnen vor dem Tore, da steht ein Lindenbaum«, »Es steht ein Lind’ in jenem Tal«, »Ein Vöglein sang im Lindenbaum in lauer Sommernacht«, »Unter den Linden, da ist mein allerliebster Platz« und viele Lieder mehr. Poesie, Emotionen, Erinnerungen verbinden sich mit der Linde. Der Treffpunkt geselligen Beisammenseins war auf dem Dorfplatz die große, stämmige Linde. Unter ihren weitausladenden Ästen fühlte man sich beschützt und wohl. Die Kinder hielten sich an den Händen, sangen und tanzten um die Linde, die Alten trafen sich am Abend zum Gedankenaustausch und Geschichtenerzählen, »Wo wir uns finden, wohl unter Linden zur Abendzeit«. Es wurden unter der Dorflinde Feste gefeiert, Gottesdienste gehalten und es wurde Recht gesprochen. Viele Dorfgasthäuser heißen »Zur Linde«, »Lindenburg«, »Lindenhof« oder »Lindenwirt«.

Die Linde gilt als Baum der Liebenden. Die Bildekräfte der Linde formten Blätter und Krone herzförmig. Der betörend süße Duft lässt die Gedanken der Liebenden in die Zukunft schweifen. Besonders zur Blütezeit gilt ein Verweilen unter der Linde als Aphrodisiakum. Heinrich Heine meinte, alle Verliebten sitzen am liebsten unter der Linde. Goethe schnitzte den Namen seiner ersten Liebe »Friederike« in die Rinde einer Linde. Gottfried Benn spottete über seine Landsleute, »Ja, die Linde, süß und innig ist ihr Baum«.

Das Holz wird auch Lignum sanctum – das heilige Holz – genannt. Auch nach der Blütezeit strömt die Linde einen angenehmen, wohltuenden Duft aus.

Das helle, leicht seidenglänzende Holz ist weich und biegsam. Es eignet sich besonders gut zum Schnitzen, weil eine große Detailgenauigkeit, z.B. der Gesichtszüge, zu erreichen ist. Freude und Leid lassen sich gut im Lindenholz verewigen. Tilmann Riemenschneider und Veit Stoß wussten dies und benutzten für ihre wundervollen geschnitzten Altäre Lindenholz. Auch für den Klavier- und Flügelbau wird Lindenholz genommen.

Zwischen Rinde und Holz verlaufen die Bastfaserstränge. Der Bast wurde zu Wäscheleinen, Stricken, Matten und für Korb- und Flechtarbeiten genutzt. Zur Bastgewinnung wurden extra kleine, beinstarke Linden gezogen.

Das Lindenholz liefert gute Holzkohle, die zum Zeichnen und Filtern genommen wird. Die Kohle wurde auch zerrieben und in Wunden gestreut. Sie hat eine fäulnishemmende Wirkung und beschleunigt den Heilungsprozess. Außerdem hilft sie bei Durchfall, Vergiftungen und Übersäuerung. Früher wurde aus dem Bast auch ein Aufguss für Waschungen und Umschläge bei Hauterkrankungen der Tiere durchgeführt.

Die Lindenholzspäne dienten früher den armen Leuten als Matratzenfüllung. Das Sägemehl der Linden ist sehr stärkehaltig und wurde daher als Viehfutter verwandt. Die Zeit der tausendjährigen Linden scheint leider vorbei zu sein. Linden leiden am stärksten unter der Umweltverschmutzung, dem sauren Regen und dem Streusalz.

Inhaltsstoffe und Anwendungen

Die vielfältigen Inhaltsstoffe und Heilwirkungen der Lindenblüten wurden erst im 17. Jh. entdeckt. Die Inhaltsstoffe sind: Hesperidin, ätherisches Öl, Fernesol, Saponine, Gerbstoffe, Flavonglykoside, Eisen und Kalzium. Die Wirkungen sind schweißtreibend, entzündungshemmend, krampflösend, schleimlösend, fiebersenkend, harntreibend und abwehrstärkend.

Daraus ergeben sich folgende Anwendungsbereiche: Erkältungskrankheiten, fieberhafte Infekte, Blasen- und Nierenbeckenentzündungen, krampfartige Magen-Darm-Beschwerden und Stärkung des Immunsystems.

Nimmt man die ersten Anzeichen einer Blasenentzündung wahr, so sollte man sich ¾–1 Liter Lindenblütentee kochen, diesen mit Lindenblütenhonig süßen – Honig verstärkt die Wirkung – und innerhalb einer Stunde trinken. Danach begibt man sich mit einer Wärmflasche ins Bett und legt die Wärmflasche abwechselnd auf die Blase und auf das Steißbein. Dort treffen sich die beiden Blasenmeridiane, die durch die Wärme der Blase ganz viel Energie zuführen. Meistens fühlt man sich nach wenigen Stunden wieder gesund. Ähnlich ist es zu Beginn einer Erkältung. Auch hier sollte man mehrere Tassen mit Honig gesüßten Lindenblütentee trinken, ein heißes Fußbad nehmen und für einige Stunden ins Bett gehen. Diese Schwitzkur vertreibt die Krankheit.

Im Herbst finden sich schon an den Bäumen die Blattknospen, die auf das nächste Frühjahr warten. Sie bieten als Salat- und Suppenbeilage eine vitalstoffreiche Zugabe. Die jungen, zarten Blätter im Frühjahr schmecken gut im Salat und in Gemüsesuppen. Sind die Blätter ausgereifter und älter, kann man aus ihnen noch ein schmackhaftes, spinatähnliches Gemüse zubereiten.

Ich bin in einem Dorf in Masuren geboren. Mitten im Dorf gab es einen Platz mit einer großen Linde und einem Brunnen. Aus dem Brunnen war später eine Pumpe geworden. Um die Linde herum eine Bank, auf der sich die Alten am Feierabend zum Plachandern (Erzählen) trafen. Am Nachmittag beschäftigten die größeren Kinder die kleinen Geschwister mit Ringelspielen und tanzten um die Linde herum. Der Dorfplatz mit der Linde war Treffpunkt für alle Generationen. Wie aus diesem Kapitel hervorgeht, lieben die Deutschen ihre Linden, sie fühlen sich ihnen im Besonderen verbunden und nutzen ihre Heilkräfte.

Die Rosskastanie

Aesculus hippocastanum

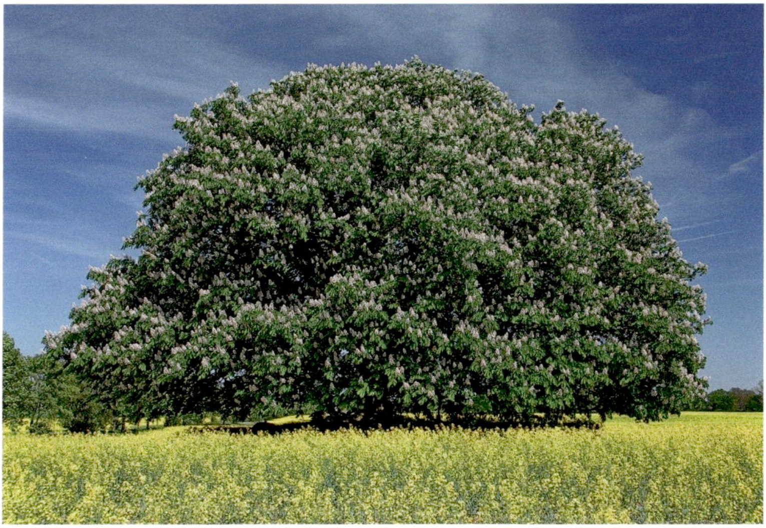

Blühende Rosskastanie

Wird es in 20 oder 50 Jahren bei uns noch Kastanien geben? Werden unsere Enkel und Urenkel den kräftigen Baum mit den wunderschönen weißen oder roten Kerzenblüten kennenlernen und bewundern?

1646 kamen die ersten Kastanienbäume aus dem Kaukasus und dem Himalaya nach Deutschland und wurden gern als Schattenspender an Straßen und Gasthöfen gepflanzt.

Karl Heinrich Waggerl meint in einem Gedicht über die Rosskastanie:

»Wie trägt sie bloß ihr hartes Los
in Straßenhitze und Gestank
und niemals Urlaub, keinen Dank!
Bedenk: Gott prüft sie ja nicht nur,
er gab ihr auch die Rossnatur.«

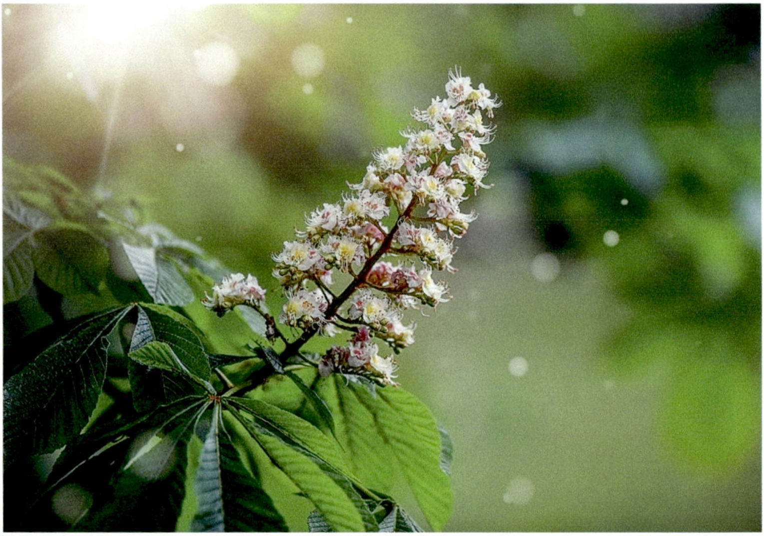

Lichtdurchfluteter Kastanienblütenstand

Die Blüten haben 7 lange, gelbe Staubblätter und 4–5 weiße Kronblätter mit einem am Grunde gelben Saftmal. Nach der Bestäubung nehmen diese eine rote Farbe an. Die Bienen erkennen bei roten Saftmalen, dass es für sie keine Nahrung mehr gibt und fliegen zur nächsten Blüte mit gelbem Saftmal. Wie klug es doch die Kastanien anstellen, um möglichst viele Früchte reifen zu lassen!

Die Früchte wurden früher gegen Dämpfigkeit (Husten) den Pferden unter das Futter gemischt. Dieses geschah aus Unkenntnis, denn Pferde fressen keine Rosskastanien. Aufgrund der Gerbsäure sind die Rosskastanien auch ungesund für sie. Dagegen sind Kastanien ein Leckerbissen für Rehe und Hirsche.

Der hohe Saponingehalt von Aescin (Sapo: Seife) in den Früchten erlaubte es, das Samenmehl wie Seife zu verwenden.

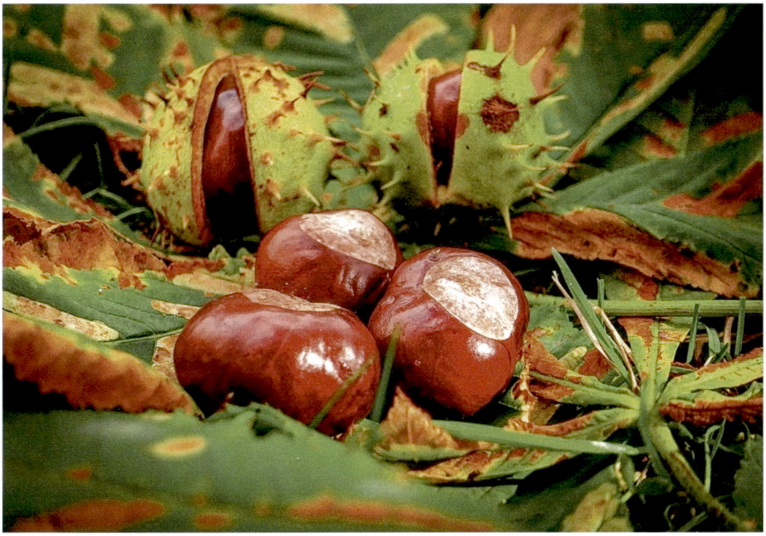

Früchte der Rosskastanie

Es gibt viele Fertigarzneimittel aus der Kastanie, die als Tinktur innerlich eingenommen werden, aber auch äußerlich als Einreibungen angewandt werden können.

Aus Blättern und Blüten kann ein Tee zubereitet werden.

Inhaltsstoffe und Anwendungen

Als Inhaltsstoffe sind zu nennen: Aescin (Triterpensaponine), Cumarine (Aesculin) und Fraxin. Besonders in den Blättern und der Rinde sind zu erwähnen Stopolin, Flavonoide, Catechingerbstoffe, Proanthocyanidine, Bitterstoffe, Stärke, Phytosterine und Sterole.

Die Wirkungen der Inhaltsstoffe sind durchblutungsfördernd, schmerzlindernd, entzündungshemmend, venenkräftigend, abschwellend, kapillarstabilisierend und gewebeentwässernd. So wird die medizinische Verwendung empfohlen bei Venenschwäche, Krampfadern, Besenreisern, Hämorrhoiden, Blutergüssen, Verstauchungen, Durchblutungsstörungen und Gliederschmerzen.

Seit 2003 befällt die Miniermotte auch in Schleswig-Holstein fast alle weißen Rosskastanien und zwingt sie schon Anfang Juli zum Welk- und Braunwerden der Blätter. Herbstlich traurig mitten im Hochsommer sehen dann die Kastanienalleen aus.

Bisher blieb die rot blühende Rosskastanie vom Befall der Miniermotte verschont. Aber seit 2008 droht allen Rosskastanien durch das Bakterium *Pseudomonas syringae* eine weitere Infektionskrankheit. Hoffen wir, dass nicht alle Kastanien davon befallen werden und wir die segensreichen gesundheitsfördernden Eigenschaften der Früchte, Rinde, Blätter und Blüten noch lange erfahren dürfen.

Die Rotbuche

Fagus sylvatica

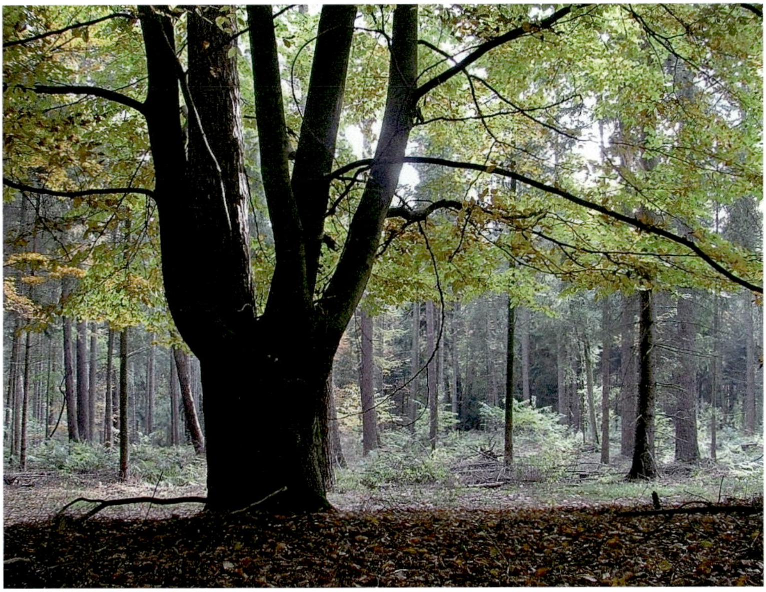

Rotbuchenbaum

Die Rotbuche heißt so, weil der Kern im Stamm im Alter ab 140–160 Jahren rötlich wird.

Die Buchen waren mit den Birken und Linden die ersten Bäume, die sich bei uns nach der letzten Eiszeit um 12.000 v. Chr. wieder verwurzeln konnten.

Die Beziehung der Germanen zu den Buchen findet sich noch heute in unserer Sprache wieder. Buchstaben lesen entstand aus Buchenstäben mit eingeritzten Zeichen. Die Germanen nannten sie Runen. Runen »auflesen« und daraus die Zukunft »lesen« war bei ihnen ein wichtiger Brauch. Dazu nahm man grüne Äste voller Bucheckern (diese galten als Symbol für Samen, Vermehrung, Zukunft),

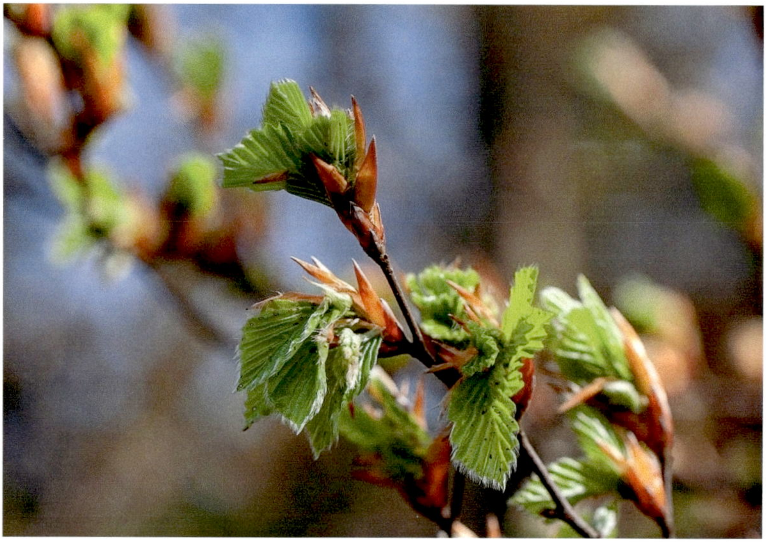

Sich entfaltende Blätter der Buche

fertigte Stäbchen daraus und ritzte Runen ein. Dann warf man sie planlos auf ein Tuch und je nachdem, wie sich die Zeichen verteilten, wurde die Zukunft gedeutet. Um 100 n. Chr. wurde dieser Brauch noch von dem Römer Tacitus in der Germania, der ältesten überlieferten Quelle über Germanien, beschrieben.

Der Name »Buch« kommt von beschrifteten und zusammengehefteten Buchenholztafeln.

Bei den Kelten war die Rotbuche Symbol für Mut und Kraft. Nach kriegerischen Auseinandersetzungen feierten sie unter ihren Baumkronen Opferorgien.

Das lichtdurchlässige Laubdach im Frühling erlaubt vielen anderen Waldpflanzen zu keimen und zu wachsen. So gilt die Buche auch als die Mütterliche und die Beschützerin des Lebens.

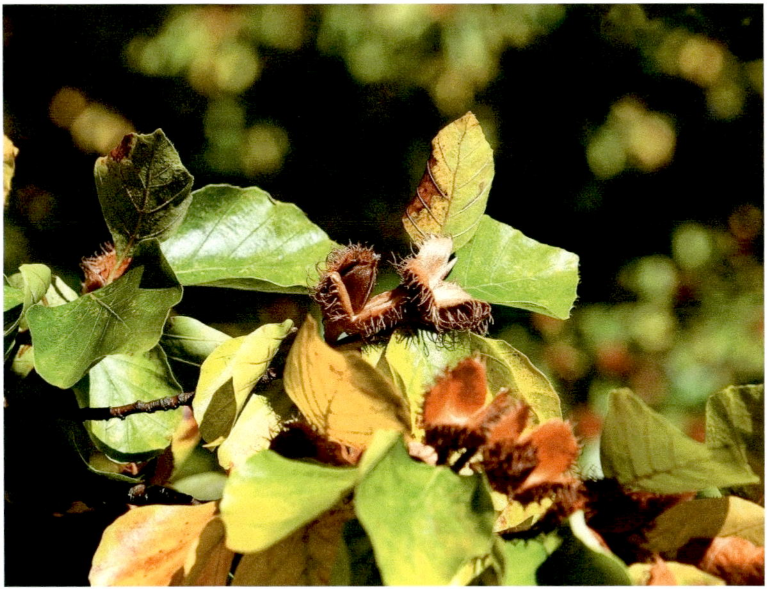

Bucheckern, die Früchte der Buche mit Fruchtbechern

Inhaltsstoffe und Anwendungen

Medizinisch verwendet werden Blätter und Triebspitzen, Früchte, Buchenasche und Buchenteer.

Die Blätter und Triebspitzen beinhalten Vitamin C, Flavonoide, Mineralstoffe und organische Säuren. Die jungen Blätter (Elefantenöhrchen) und Triebspitzen können im Mai bis Juni roh in Salaten und Quarkspeisen verzehrt werden. Reife Blätter werden für die Teezubereitung genommen. Die Inhaltsstoffe der Früchte (Bucheckern) sind vor allem Öl und Kalium. Ein Kilogramm Früchte ergeben ½ Liter Öl, das 90% ungesättigte Fettsäuren, 23% Proteine und Oxalsäure enthält. Das Öl ist für Menschen gesund. Roh sollen Bucheckern wegen der Blausäure nicht gegessen werden. Diese zerfällt durch Erhitzen. Schon 300 Gramm können für Pferde tödlich sein. Schweine dagegen vertragen sie gut. Die Asche enthält viele Kaliumverbindungen. Die daraus zubereitete Lauge kann wie Seife verwendet werden.

Der Buchenholzteer (Kreosotum) wurde früher zur Desinfektion, als Ätzmittel und in der Zahnheilkunde zur Betäubung verwandt.

Die Buche hat eine lange Geschichte und ist für uns auch heute noch ein besonders schöner Baum.

Die Samthaarige Stinkesche

Tedradium daniellii

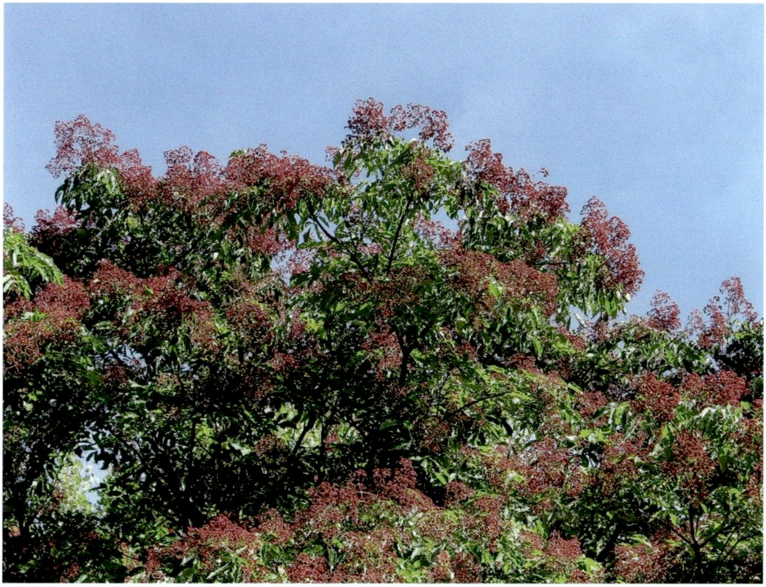

Bienenbaum mit Früchten

Die Samthaarige Stinkesche wird bei uns auch Bienenbaum oder Honigesche genannt, weil sie erst im Juli/August reichhaltig blüht und ihre Blüten viel Nektar enthalten. So ist sie im Spätsommer eine große Bienenweide.

Die Samthaarige Stinkesche stammt aus dem Tibet, China und Korea. Zu Beginn des 20. Jahrhunderts kam sie als Parkbaum nach Europa.

In Parkanlagen ist die Stinkesche ein attraktiver, oft mehrstämmiger Baum, der bis zu 20 Meter hoch werden kann. Die männlichen Blüten fallen bald nach Beginn der Blüte ab, dann sieht man nur die roten, weiblichen, vier bis

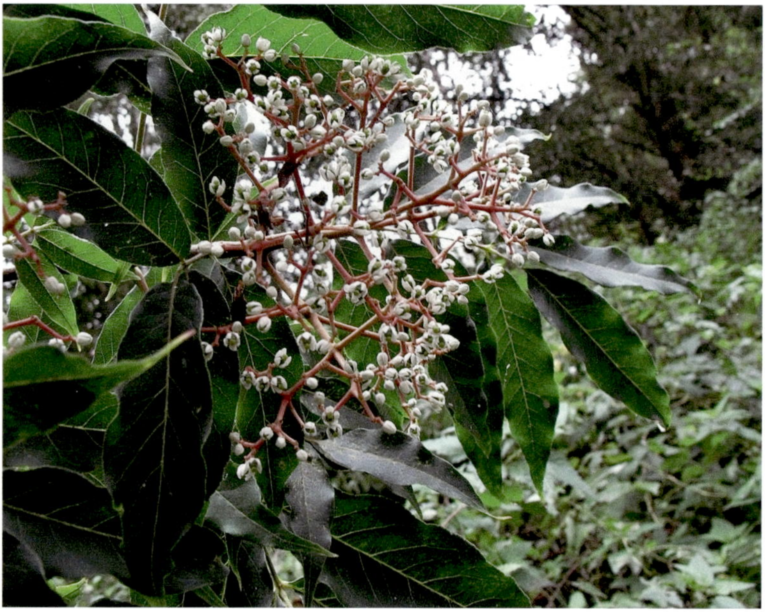

Blüte des Bienenbaumes

fünf, sternförmig angeordneten Fruchtblätter. Der glänzend braune Samen hat eine weiche und eine größere steinharte Samenschale. Nur der harte Samen enthält einen Keimling, aus dem ein neuer Baum heranwachsen kann. Der weiche Samen ist die Belohnung für die Vögel, die immer beide Samen fressen und damit die Ausbreitung der Bäume über den Vogelkot übernehmen.

Die Früchte der Samthaarigen Stinkesche wurden schon vor 2000 Jahren in der Chinesischen Medizin zur Behandlung von Magen-Darm-Beschwerden und Kopfschmerzen eingesetzt.

2006 wurden in der Universität von Graz die Alkaloide Graniol und Furocumarine erforscht. Diese wirken gegen Mykobakterien.

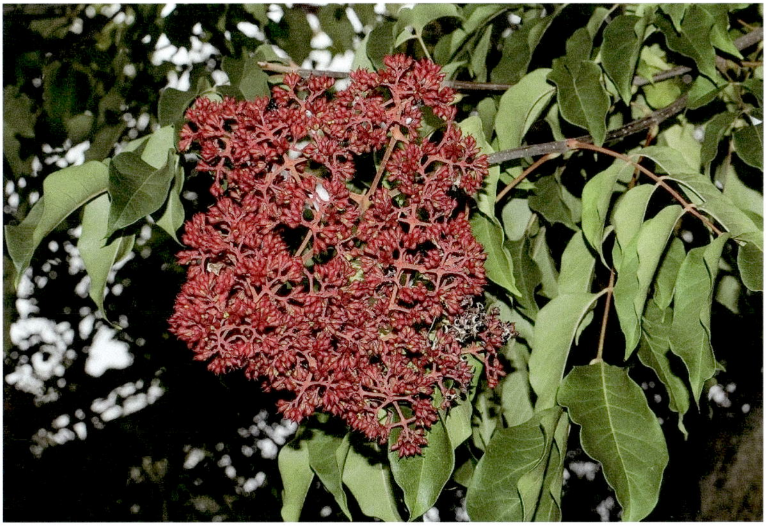

Früchte des Bienenbaumes

Inhaltsstoffe und Anwendungen

Medizinisch verwendet werden die Früchte.

Inhaltsstoffe sind bioaktive Alkaloide, Geraniol, Furocumarine und Anthocyane.

Diese Inhaltsstoffe wirken blutverdünnend, bakterizid, schmerzlindernd, stimulierend, antioxidativ sowie wurmwidrig.

Die Früchte werden bei Kopfschmerzen, Arthritis, Wurmbefall, Magen-Darm-Beschwerden und Mykobakterien medizinisch genutzt.

So hat dieser Baum für die Medizin eine besondere Bedeutung.

Der Sanddorn

Hippophae rhamnoides

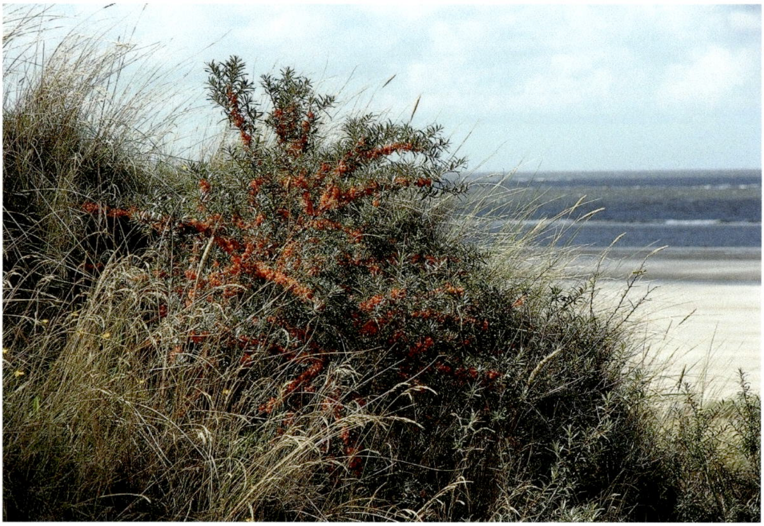

Sanddornbaum

Der Sanddorn, auch Haff-, See-, Stech-, Meer-, Weiden-, Stranddorn und Korallenbaum genannt, wächst in den Küstendünen der Nord- und Ostsee Schleswig-Holsteins. Besonders häufig findet man ihn auf der Insel Rügen und auf der Halbinsel Priwall, die Schleswig-Holstein mit Mecklenburg verbindet. Er wächst auch in Flussschottern und in Kiesgruben. Als Pioniergehölz befestigt der Sanddorn das Erdreich an Dünen und Böschungen, indem er mit vielen Metern dichtem Wurzelwerk im Untergrund dem Erdreich Halt gibt.

Der Sanddorn ist ein sperrig verästelter Strauch oder Baum, der bis zu 10 Meter hoch werden kann. An den Zweigen, die voller Dornen sind, erscheinen sehr früh kugelige, goldbraune Knospen. Von März bis April kom-

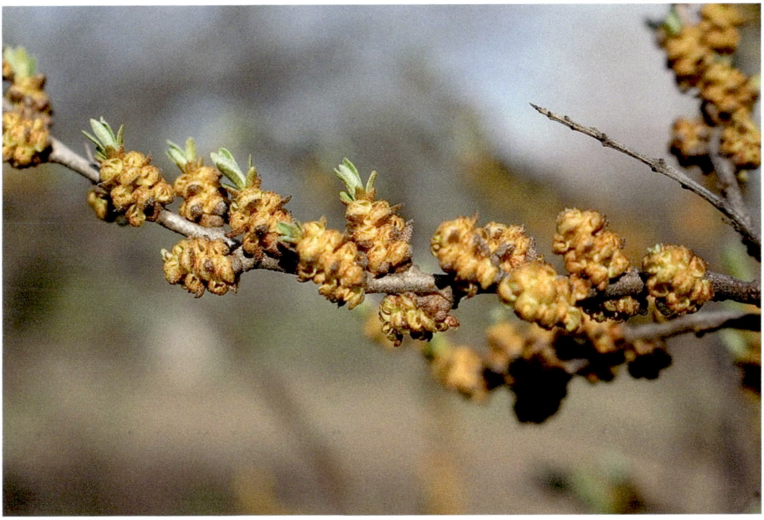

Männliche Sanddornblüte

men vor dem Laubaustritt die Blüten. Der Sanddorn ist zweihäusig. Die weiblichen Blüten sind unscheinbar klein. Der Fruchtknoten ist von einer grünlichen Kelchröhre umgeben mit einer gelbgrünen, etwas hervorragenden Narbe. Die männlichen Blüten sind etwa 3 mm groß, gelbbraun und haben vier Staubblätter.

Der Standort des Sanddorns verrät uns sein Bedürfnis nach Sonne, Licht und Wärme, die besonders gut vom Sand aufgenommen, gespeichert und dem Sanddorn zur Verfügung gestellt werden. Die vollreifen Früchte spiegeln dies wider und schenken uns die Energien für die Gesundheit.

Etwas Besonderes ist, dass der Sanddorn eine Symbiose mit Strahlenpilzen eingehen kann. Dadurch bildet sich Luftstickstoff in den Wurzelknöllchen, die eine Bodenverbesserung bewirken.

Leider wird seit wenigen Jahren bei dem sonst so anspruchslosen Sanddorn ein großes und schnelles Sterben

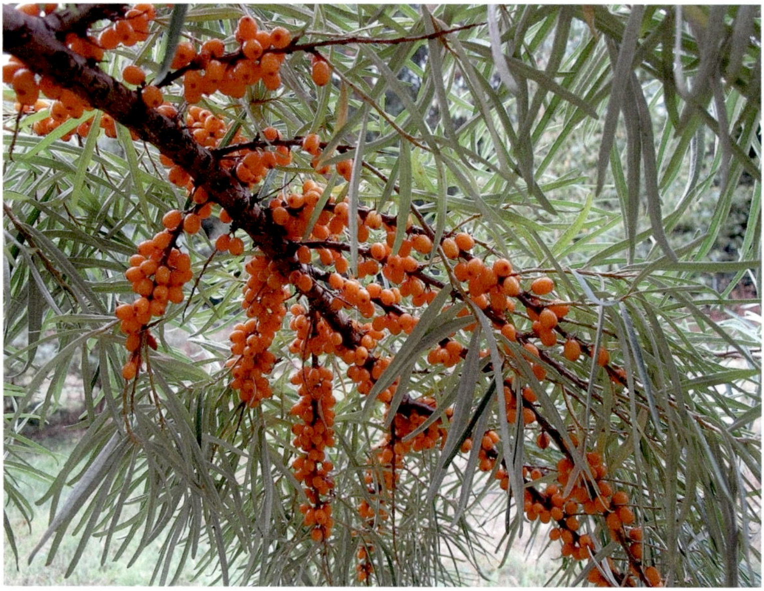

Sanddornfrüchte

der Pflanzen beobachtet. Bis jetzt haben die Forschungsanstalten noch nicht die Ursache, ob Pilz, Bakterien u. a., ermitteln können. Dieses Sterben ist bei Plantagenkulturen wie auch in der Natur zu beobachten. Untätig müssen die Forschenden zusehen, wie ganze Plantagen und auch Sträucher in der Natur absterben. Es ist ein herber Verlust für uns Menschen, die Tierwelt und als Strauchgehölz in der Landschaft.

Inhaltsstoffe und Anwendungen

Medizinisch verwendet werden die Früchte, das Öl des Fruchtfleisches und der Samen.

Die Inhaltsstoffe der Früchte und des Kernöls sind Flavonoide, Carotinoide, Gerbstoffe, fettes Öl, Vitamine A, alle B-Vitamine, C, E, K und Rutin, viele Mineralstoffe, Spurenelemente und Säuren (auch Salicylsäure).

Ihre Wirkungen sind stoffwechselaktivierend, appetitanregend, immunstimulierend, kapillarabdichtend, antioxidativ und wundheilend.

Medizinische Verwendung der Früchte ist bei folgenden Krankheiten bzw. Unpässlichkeiten angebracht wie bei Erschöpfungszuständen und Stärkung der Abwehrkräfte.

Im Winter, in der kalten Jahreszeit, sollten wir uns gut mit Vitamin C versorgen. Es stimuliert unser Immunsystem und ist so Schutz vor Erkältungskrankheiten und Zahnfleischblutungen. In 100 g Sanddornfrüchten sind 266 mg Vitamin C. Das ist fünfmal so viel wie in Zitrusfrüchten. Deshalb heißt es auch, der Sanddorn ist die Zitrone des Nordens.

Das Kernöl verwendet man zur Wundbehandlung, bei Strahlenschäden, Ekzemen, Neurodermitis, Sonnenbrand, Fiebererkrankungen, Erkältungskrankheiten, Infekten und Wasseransammlungen im Gewebe.

In der Aromatherapie wird Sanddornöl gern für Massagen und Einreibungen verwandt. Die Vitalität der Sonnenkraft, die natürliche goldgelbe Farbe und die fruchtige Duftnote aus dem Öl aktivieren Energie und Lebenslust. Sanddornpflegeöl regt den natürlichen Hautstoffwechsel an und wirkt wohltuend und ausgleichend.

Der wissenschaftliche Name Hippophae stammt aus der Zeit, als der Sanddorn das wichtigste Heilmittel für Augenkrankheiten der Pferde war. Griechisch heißt Pferd »hippos« und Licht »phos«. Der große Biologe Carl von Linné übertrug diesen Namen im 18. Jahrhundert auf den Sanddorn.

Hier ein Rezept für Sanddornlikör: Die gewaschenen, abgetropften Beeren in eine großhalsige Flasche bis oben hin füllen, mit 38-prozentigem Korn bis zum Flaschenhals übergießen und fest verschließen. Will man nun bei einer Festlichkeit seine Gäste mit Sanddornlikör erfreuen, so passiert man einige Tage zuvor die Beeren durch ein feines Sieb. Dann erwärmt man diese Flüssigkeit mit dem restlichen Alkohol und mit ca. 150 g Honig bis maximal 40 Grad und füllt dieses in hübsche Flaschen. Fertig ist der Likör, wirklich etwas Besonderes für die Gäste. Während der Herstellung werden Beeren, Alkohol und Honig nicht über 40 Grad erwärmt. So bleiben die wertvollen Enzyme, Vitamine und Wirkstoffe vollwertig erhalten.

Der Wert der Sanddornbeeren wird immer mehr Menschen bewusst. Sie verwenden die Beeren deshalb in vielfältiger Weise für ihre Gesundheit.

Der Schwarzdorn

Prunus spinosa

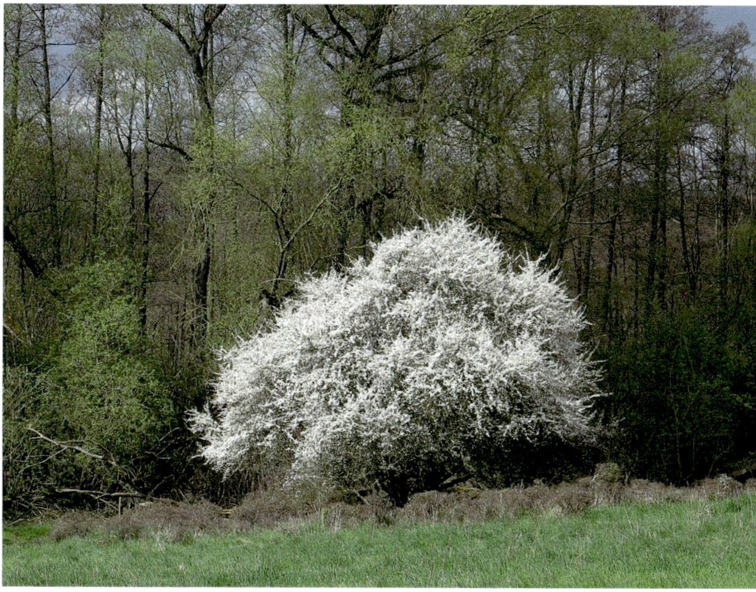

Schlehe in voller Blüte

In den vielen Knicks in Schleswig-Holstein sieht man Ende März/Anfang April große weiße Flächen. Die unzähligen kleinen, weißen Blüten des Schwarzdorns, auch Schlehe genannt, erzeugen dieses Bild. Ende April/Anfang Mai kommt der Laubaustrieb, dann werden die letzten weißen Blüten vom satten Grün verdeckt. Nun haben die bestäubten Blüten 6–8 Monate Zeit, zu prallen, tiefblauen Früchten zu reifen. Man kann die Schlehen dort bis in den Winter finden, und sie sind auch Nahrung für die Vögel.

Für Igel und Haselmaus bietet der Schlehdorn Schutz vor ihren Feinden und mit seinen scharfen, stacheligen Dornen vielen kleinen Vögeln Schutz beim Brüten.

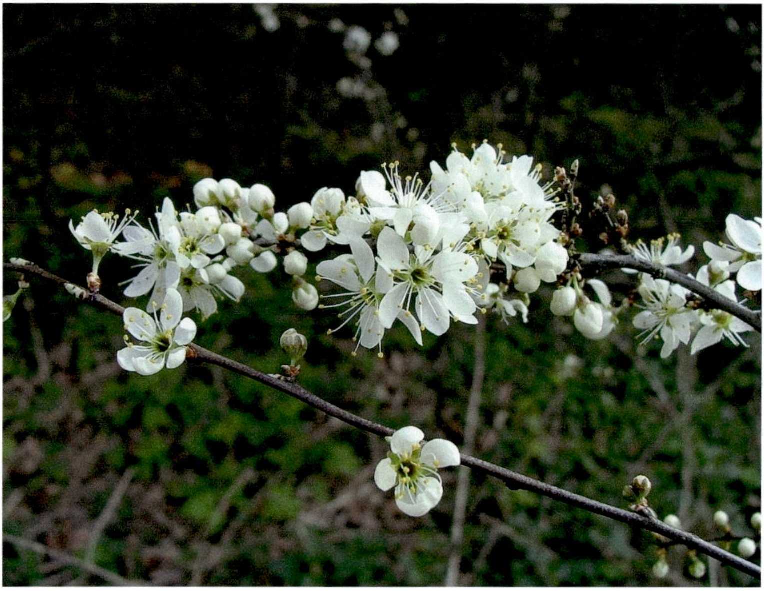

Blühender Schlehenast

Zur Zeit der Pfahlbauten nutzten die Menschen schon die Früchte. In den Kräuterbüchern des Mittelalters wird die Verwendung der Früchte und Blüten beschrieben.

Zum Genießen sind die rohen Schlehen ungeeignet. Sie schmecken herb, bitter, ziehen die Schleimhäute im Mund zusammen und hinterlassen ein pelziges Gefühl. Erst wenn die Hecken und Bäumchen vom Wind kahl geblasen sind und die ersten Fröste die Schlehen durchfroren haben, lässt der unangenehme Geschmack nach. Dann kann es November/Dezember sein. Viele sammeln die Früchte vorher und nutzen den Frost der Tiefkühltruhen. Nach sieben Tagen frosten kann man den Schlehensirup oder den Schlehenlikör herstellen. Eine Köstlichkeit zu Weihnachten und im Winter.

Der Schwarzdorn wird in den Kurorten zum Bau von Gradierwerken genutzt. Dafür werden die Zweige geklopft,

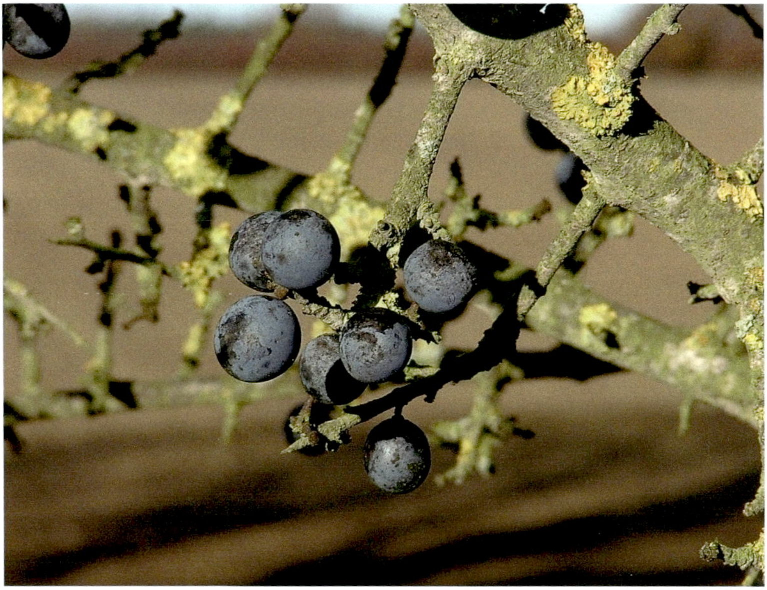

Schlehenfrüchte

in Wasser gelegt, bis die Rinde weich ist und entfernt werden kann. Daraus wird eine hohe Wand gebaut, an der das Solewasser herunterrieselt und versprüht wird. Die daraus entstehenden Aerosole können die Kurpatienten bei Erkrankungen der Atmungsorgane inhalieren, während sie dicht am Gradierwerk entlang gehen. Diese Aerosole wirken auch heilend bei Hauterkrankungen.

Inhaltsstoffe und Anwendungen

Inhaltsstoffe der Früchte sind viele Gerbstoffe, Fruchtsäuren, Farbstoffe, Pektin und Vitamin C. Medizinisch werden die Blüten, Triebspitzen und Früchte genutzt.

Die Wirkung der Blüten, z.B. als Tee verabreicht, ist abführend und harntreibend.

Die jungen Triebspitzen sollen den Stoffwechsel anregen und kräftigen.

Die Blüten und Triebspitzen sind auch Bestandteil vom Blutreinigungstee.

Die Wirkung der Früchte als Sirup zubereitet fördert die Blutreinigung bei Rheuma, hilft bei Verdauungsschwäche und stärkt die Abwehrkräfte.

Die leuchtend weißen Blüten an den fast schwarzen Zweigen stehen symbolisch für Licht und Schatten.

Der Schwarze Holunder

Sambucus nigra

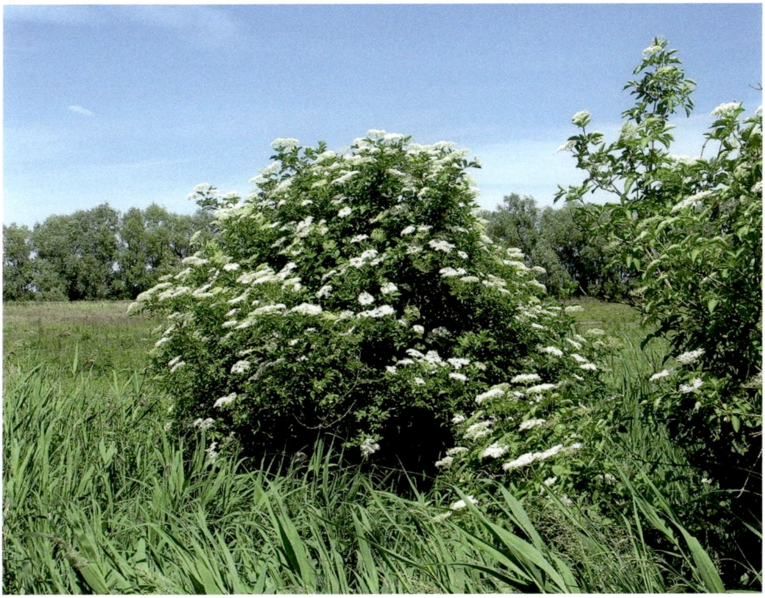

Blühender Holunderbusch

Sieht man im Sommer den Holunder übersät mit weißen Blüten, erkennt man sofort seine Vitalität, Licht- und Sonnenkräfte. Er ist sagenumwoben. Hohl, Holle, Holderstock, Fliederbeerenbusch, Husholder und viele andere Ableitungen erscheinen in der Literatur. Hans Christian Andersen erzählt das Märchen von der Mutter Holunder. Im Volksglauben wohnt Frau Holle noch im Holderbusch, und die Germanen hatten eine gutmütige, beschützende Göttin Holla oder Holda.

Der Schwarze Holunder ist weitverbreitet in Mitteleuropa, Kleinasien, Westsibirien und im Kaukasus. Ursprünglich war sein Standort in Auenwäldern und Flussufern. Da

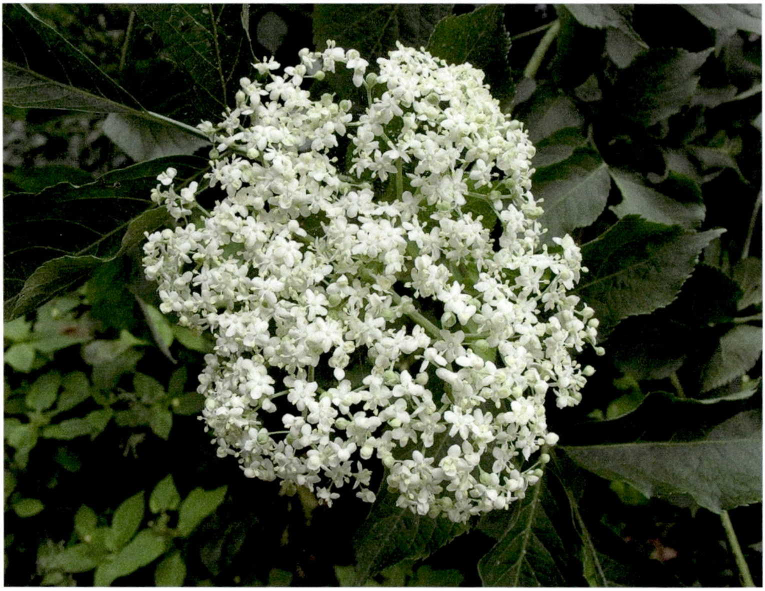

Holunderblüte

aber die Beeren von Krähen, Amseln, Rotschwänzchen und Drosseln gefressen und verschleppt werden, wächst er jetzt auch ganz in der Nähe der menschlichen Besiedlungen. Er wurde von den Alten als lebende Apotheke willkommen geheißen.

Der Holunderbaum ist der älteste Heilbaum in unseren Breiten. Aus der Steinzeit fand man bei Ausgrabungen in der Schweiz gekochte Holunderbeeren. Griechen und Römer kannten die Heilwirkungen des Holunderstrauchs. Blätter, Beeren und Wurzeln wurden jeweils in Wein als wassertreibendes Mittel verwandt. Früher gebrauchte man die Rinde als Abführ- und Brechmittel. Das ist heute nicht mehr zu empfehlen.

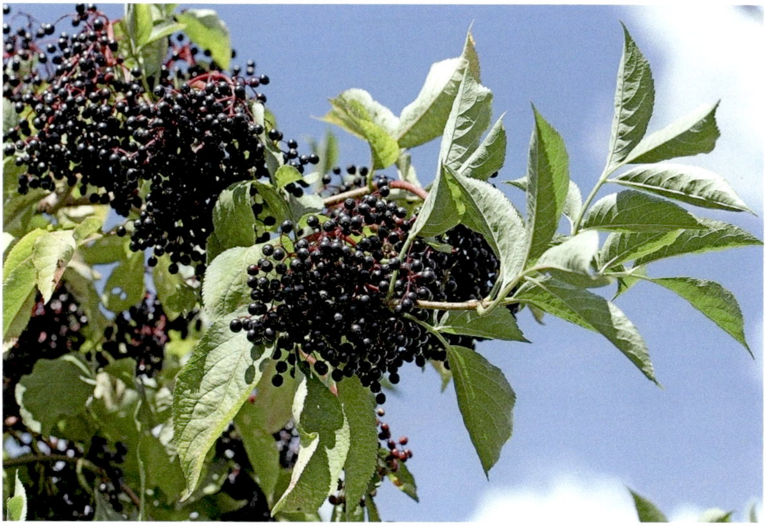

Holunderfrüchte

Inhaltsstoffe und Anwendungen

Die Inhaltsstoffe der Blüten sind ätherische Öle, Flavonoide, organische Säuren, Schleim- und Gerbstoffe, Saponine und die Vitamine A und C. In den Beeren sind außerdem die Vitamine B1, B2, B6, Biotin, Fol- und Pantothensäure enthalten sowie auch Rutin, Pektin und Anthocyane.

Von der Vielzahl der Inhaltsstoffe kann man die Wirkungen ableiten.

Die Blüten wirken als Tee stoffwechselaktivierend und schweißtreibend, ebenso werden sie bei Hautunreinheiten, Rheuma und Gicht angewandt.

Breiauflagen aus Blättern stellt man wie folgt her: Die Blätter werden zerstampft und direkt auf die entzündeten und schmerzenden Gelenke für einige Stunden aufgetragen und gut mit einem Tuch abgedeckt. Bei empfindlicher Haut kann man diesen Brei in ein Leinensäckchen füllen und dann auf die Gelenke legen.

Die Flavonoide stärken das Immunsystem und steigern die körpereigenen Abwehrkräfte. Zu Beginn einer Erkältung ist es sinnvoll, heißen Holundertee zu trinken, so dass man ins Schwitzen gerät. Auf diese Weise wird der Erkältungsprozess verringert oder sogar ganz gestoppt. Wegen des Gerbstoffgehaltes eignet sich der Tee auch zum Gurgeln und zu Bädern. Gerbstoffe wirken adstringierend (zusammenziehend). Für die Schleimhäute des Mund- und Rachenraumes bedeutet dies, dass den Bakterien, Viren und anderen Keimen der Nährboden zur Vermehrung entzogen wird, kleine Blutungen gestoppt werden und dass dies zur Festigung des Zahnfleisches führt.

Die diversen B-Vitamine in den Beeren wirken sich positiv auf den Nervenstoffwechsel aus. Sie haben außerdem, als Mus oder Saft genossen, eine abführende Wirkung.

Der violette Farbstoff (Anthocyane) ist heute gut erforscht. Es ist faszinierend, dass allein die Farbe Violett in Früchten und Gemüsen Krebszellen auflösen und freie Radikale bindet.

Roh darf man Holunderbeeren nicht essen. Sie enthalten Blausäureglykoside, die jedoch beim Kochen zerfallen.

Die Schwarzpappel

Populus nigra

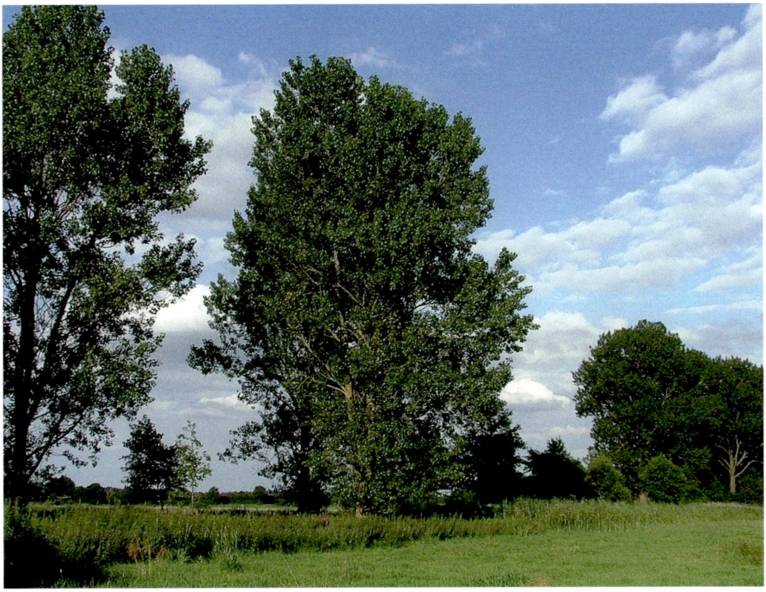

Schwarzpappeln

2006 wurde die Schwarzpappel zum Baum des Jahres gewählt. Obwohl sie jährlich unzählige Samen produziert und sich auch über das Wurzelwerk verbreiten kann, gilt der Baum als gefährdet und steht auf der Roten Liste.

Die Schwarzpappeln gehören zu den Weidengewächsen. Sie mögen gerne feuchte Standorte mit gelegentlicher Überflutung. Bei günstigen Bedingungen wachsen sie 1–1,5 Meter pro Jahr. Das Durchschnittsalter der Bäume beträgt 100 Jahre, bei günstigen Bedingungen bis zu 300 Jahre.

In Deutschland sind Schwarzpappeln mit einem Stammdurchmesser von über 2 Metern bekannt. Sie sind dann von knorrigem Wuchs mit einer wunderschönen, strukturier-

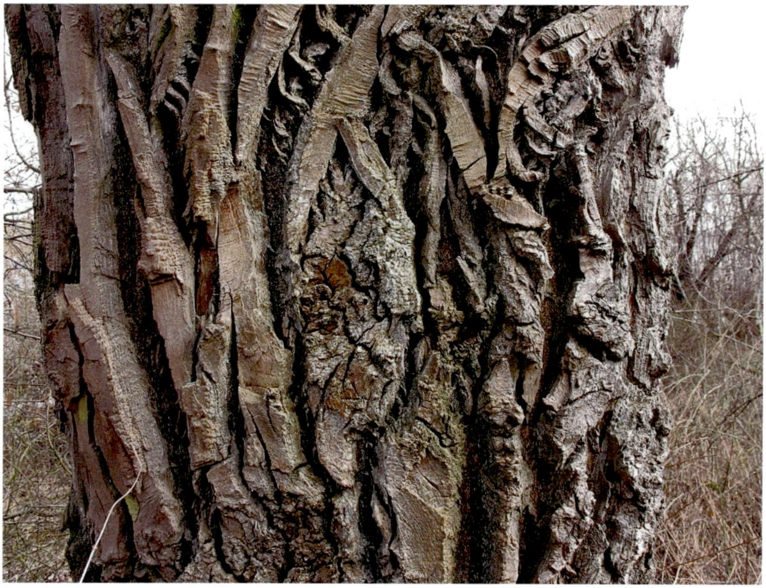

Charakteristische Rinde einer alten Schwarzpappel

ten, rissigen Rinde. Das Holz wird gern von Skulpturenschnitzern und für die Herstellung von Holzpantinen genommen sowie – weil es so leicht ist – für Prothesen in der Orthopädie.

In der Antike galt die Schwarzpappel als Baum der Trauer und der Unterwelt und wegen ihrer Schnellwüchsigkeit als Baum der Tatkraft und Zielstrebigkeit.

Auf der Weltausstellung 2010 in Shanghai hat der deutsche Pavillon den 1. Preis erhalten. Unter dem Motto »Grüne Technologien, eine bessere Stadt, ein besseres Leben« wurde Pappelflaum als pflanzliches Füllmaterial von Bettdecken vorgestellt. Es hält wärmer als Daunen, die Fasern sind leichter als Federn und regulieren Wärme und Feuchtigkeit. Der nachwachsende Rohstoff wird ohne chemische Hilfsmittel gewonnen und verarbeitet.

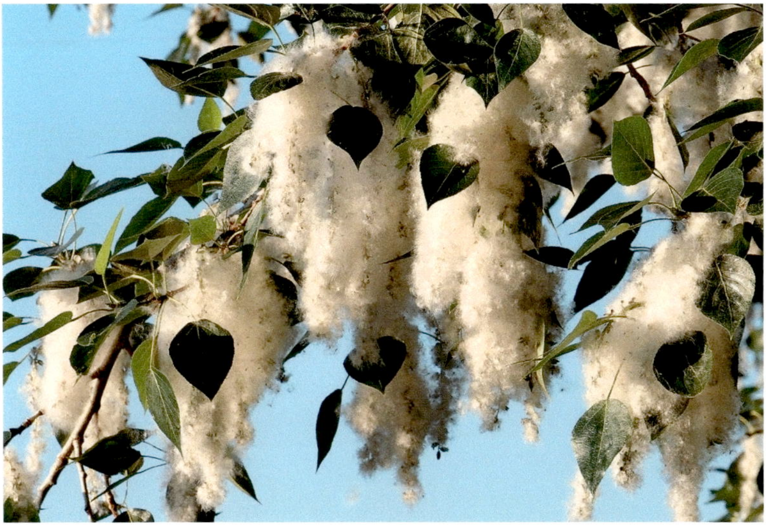

Schwarzpappelsamen umhüllt mit flaumigen Haarbüscheln

Inhaltsstoffe und Anwendungen

Medizinisch verwendet werden Rinde, Blätter, Knospen und das Kittharz (Propolis).

Es sind Stoffe enthalten wie Salicylsäure, Flavonoide, ätherische Öle, Phenolcarbonsäure, Salicortin, Zink-Lignin und Gerbstoff.

Ihre Wirkungen sind schmerzlindernd, fiebersenkend, entzündungshemmend, desinfizierend, harntreibend, leberreinigend, krampflösend und harnsäurelösend.

Bei folgenden Krankheiten ist Linderung zu erwarten: Rheuma, Gicht, Fieber, Erkältungskrankheiten und Grippe.

Pappelsalbe aus den Knospen zur Wundheilung bringt Linderung bei Sonnenbrand, Frostbeulen, Verbrennungen und Schmerzen. Sie wurde schon im 2. Jahrhundert v. Chr. vom griechischen Arzt Galen empfohlen.

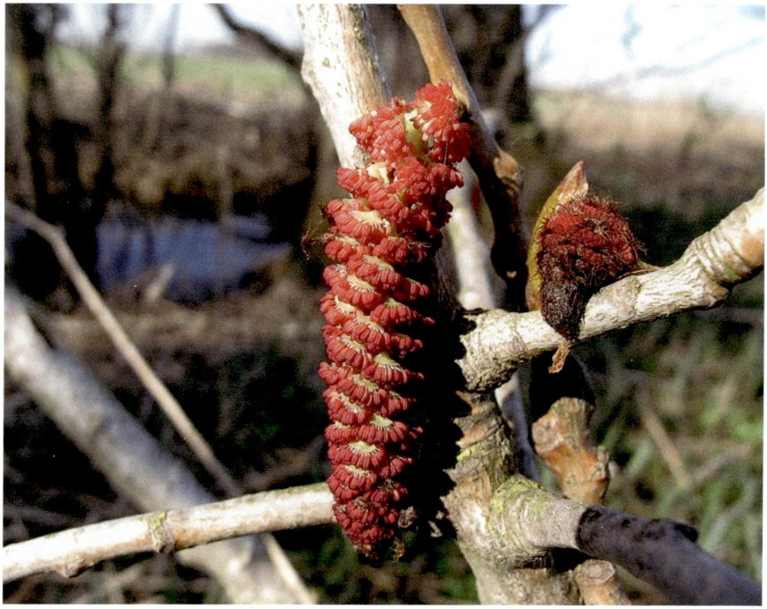

Männliche Blüte der Schwarzpappel

Die Bienen sammeln harzige Bestandteile von den Knospen und mischen es mit Wachs und Pollen. Das Gemisch daraus ergibt Propolis. Die harzigen Bestandteile sammeln die Bienen dabei vorzugsweise von den Schwarzpappeln.

Dies war den Ägyptern schon im Altertum bekannt. Sie benutzten Propolis zum Einbalsamieren, die Griechen und Römer als Heilmittel zur Behandlung von Wunden. Innerlich soll es auch das Immunsystem unterstützen und die Vitalität fördern.

Die Knospen können in Salaten und Suppen gegessen werden.

So ist die Schwarzpappel vielfältig verwendbar.

Die Silberweide

Salix alba

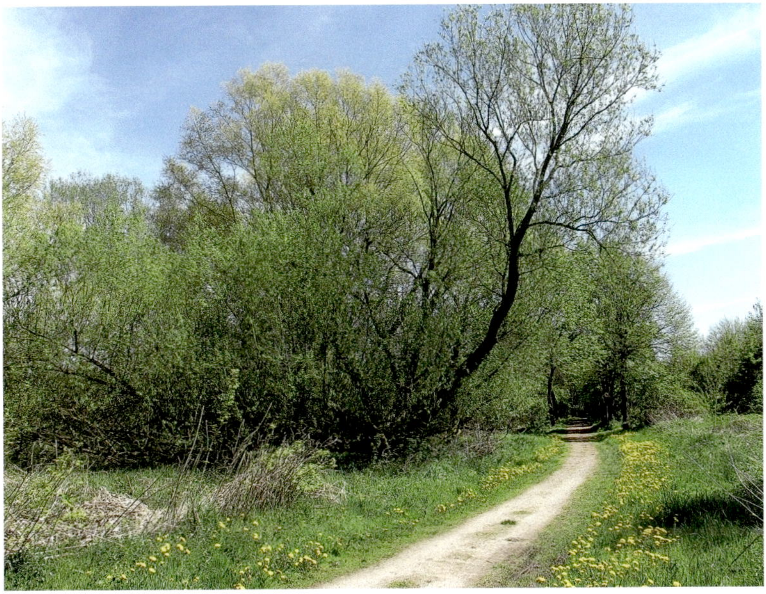

Silberweide

Weltweit gibt es ca. 500 Weidenarten. Es gibt Weidenbäume, wie die Silberweide von 6–30 Metern Wuchshöhe und kriechende Zwergsträucher (Kriechweide) von 30 bis 40 cm Höhe. Weiden kreuzen sich untereinander, so entstehen immer neue Arten. Aufgrund dessen ist es oft schwierig, eine Art zu bestimmen. Weiden sind zweihäusig, d. h. männliche und weibliche Blüten wachsen auf verschiedenen Bäumen. Die Blüten werden bei uns Kätzchen genannt.

Die Weide blüht schon ab März bis April und gibt den Bienen die erste Frühlingsnahrung. Im Frühsommer reifen aus den Blüten vielsamige Früchte. Die graufilzigen, stiel-

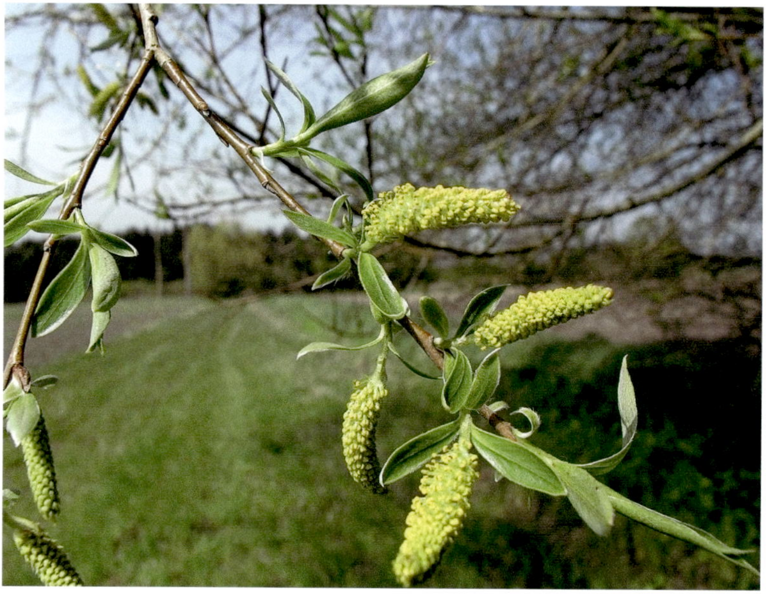

Männlicher Blütenstand mit jungen Silberweidenblättern

losen Kapseln enthalten kleine Samen, die mit weichwolligen Haaren besetzt als Flugkörper der Verbreitung dienen.

Das Holz der Weiden ist leicht und weich. Aus ihm werden Prothesen, Holzschuhe, Kricketschläger, Streichhölzer und Zellulose gefertigt.

Die dünnen, biegsamen Zweige der Korbweide eignen sich am besten zum Flechten. Nachdem sie gewässert sind, lassen sie sich sehr gut biegen.

Die Rinde wurde früher auch zum Gerben benutzt, mit dem Absud der Blätter färbte man Baumwolle und mit der Samenwolle verfüllte man Kissen und Polster.

Steckt man einen Weidenzweig ins Wasser oder in feuchte Erde, so treibt er in zwei bis drei Wochen viele kleine Wurzeln. Daran erkennt man die unbändige Lebenskraft der Weiden und die Schnelligkeit des Wachstums.

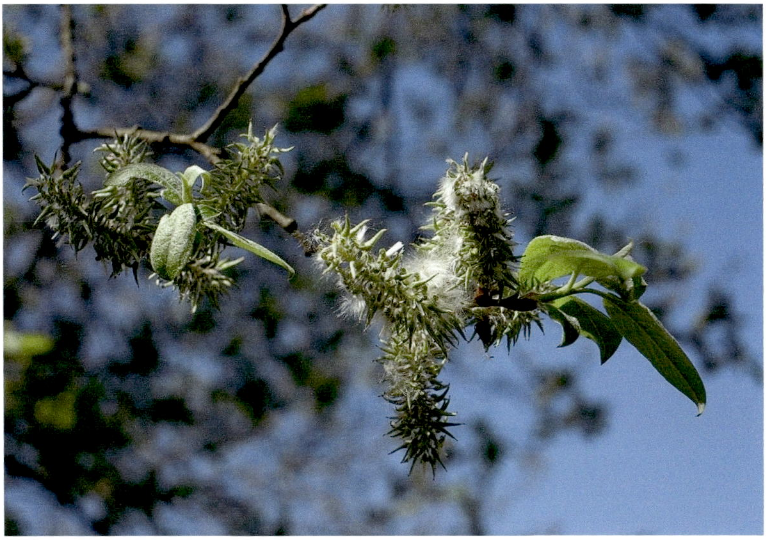

Weiblicher Blütenstand

Weiden wurden mit dem Mond und den weiblichen Kräften, Stärke und Harmonie, Vitalität und Freude, Hellsichtigkeit und Wahrsagung assoziiert.

Die Druiden der Kelten feierten zur Zeit der Weidenblüte das Fest der Wiedergeburt der Natur.

Die Silberweiden lieben die Feuchtigkeit, die Bachläufe, das fließende Wasser, die nasse Wiesenlandschaft. Sie erinnern uns daran, viel Wasser zu trinken, um gesund und vital zu bleiben. Weiden haben eine lange Medizingeschichte. Die Inhaltsstoffe der Rinden und Blätter sind ein Segen für kranke Menschen.

In einem Papyrus aus dem 15. Jahrhundert v. Chr. wird das Abkochen eines Sudes aus der Rinde und den Blättern der Weide als Heilmittel bei Verletzungen beschrieben.

Hippokrates (460–377 v. Chr.) kannte schon die entzündungshemmende, schmerzstillende, fiebersenkende, schweiß- und harntreibende sowie keimtötende Wirkung der Silberweidenrinde.

1897 gelang einem Apotheker aus Halle, synthetisch Acetylsalicylsäure herzustellen. Bis heute ist dieser Stoff als Aspirin bekannt.

1960 befragten Gynäkologen in den USA Patientinnen nach der Häufigkeit der Einnahme von Aspirin. Die Ärzte stellten fest, dass die Frauen, die öfter Aspirin nahmen, keine Thrombose hatten. Ab 1971 war man sicher, dass die Salicylsäure die Verklebung und Verklumpung von Thrombozyten verhindert und so die Fließfähigkeit des Blutes verbessert. 1982 zeigten Versuche mit rund 22.000 amerikanischen Ärzten, dass durch die tägliche Einnahme von 325 mg ASS das Herzinfarkt-, Schlaganfall- und Thromboserisiko bedeutend gesenkt werden kann. Heute weiß man, dass 100 mg ASS täglich genügen, um gleiche Ergebnisse zu erzielen.

Inhaltsstoffe und Anwendungen

Der in der Rinde enthaltene Wirkstoff Salicin wird im Körper zu Salicylsäure verstoffwechselt. Dieses wirkt wie die Acetylsalicylsäure (in Aspirin enthalten) entzündungshemmend und schmerzstillend, jedoch fehlt der Salicylsäure die Fähigkeit, das Blut zu verdünnen, also die Thrombozytenaggregation zu hemmen. Außer der sehr wirksamen Salicylsäure enthält die Weidenrinde noch andere Wirkstoffe wie Phenylglykoside, Populin, Fraglin, Salicortin, Gerbstoffe, Flavonoide, Naringenin und das Enzym Salicase.

Medizinisch verwendet wird die Rinde, man nennt sie *Salicis cortex*.

Für alle Behandlungen gibt es in den Apotheken Fertigpräparate. Wer möchte, kann auch selbst folgenden Sud herstellen: 100 g zerkleinerte Rinde von jungen Zweigen mit 2 Litern Wasser 8 Stunden ziehen lassen, danach ca. 15 Minuten köcheln und diesen Sud genauso wie ein Fertigpräparat anwenden.

Weiterhin sind folgende Inhaltsstoffe enthalten: Salicylalkoholderivate, Catechingerbstoffe, Kaffeesäurederivate und Flavonoide. Die Wirkung dieser Stoffe ist fiebersenkend, antiphlogistisch (entzündungshemmend), analgetisch (schmerzlindernd) und antirheumatisch.

Ein Tee oder eine Abkochung aus Rinde und Blättern helfen deshalb bei Rheuma, Gicht, Nervenschmerzen, Migräne und grippalen Infekten. Die antibakterielle Wirkung macht man sich bei der äußerlichen Behandlung von infizierten Wunden und Geschwüren zunutze. Äußerlich wirkt auch die Salicylsäure bei Hautunreinheiten wie Akne und hornhautlösend bei Hühneraugen und Schwielen. Gegen Hand- und Fußschweiß werden Bäder empfohlen.

In der Bach-Blüten-Therapie hilft »Willow«, das Lebensschicksal anzunehmen und durch eine positive Emotionalität wieder am Leben teilzuhaben.

Die Virginische Zaubernuss

Hamamelis virginiana

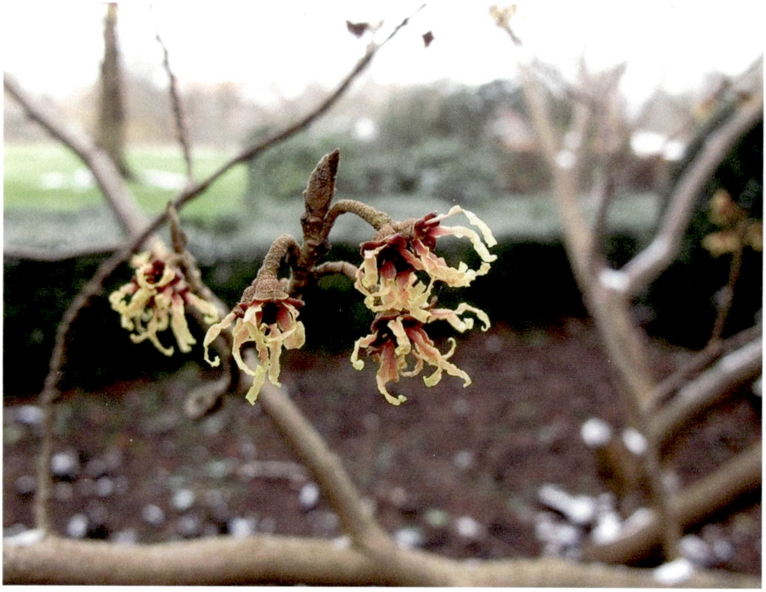

Gelbblühende Zaubernuss

Auch wenn es im Februar friert und schneit, wird die Virginische Zaubernuss zauberhaft blühen. Dann leuchten die langen gelben Kronblätter der Blüten an den dunklen Ästen im Schnee. Später wird man bei den älteren Exemplaren Früchte vom Vorjahr finden. Wie andere Nüsse auch haben sie eine holzige Kapsel mit zwei Samen darin. Bei uns findet man die Zaubernuss vor allem in Parkanlagen und Gärten.

Die nordamerikanischen Ureinwohner bewunderten diesen zauberhaften Baum, weil er im Schnee blüht. Sie kannten schon lange die wundheilende und blutstillende

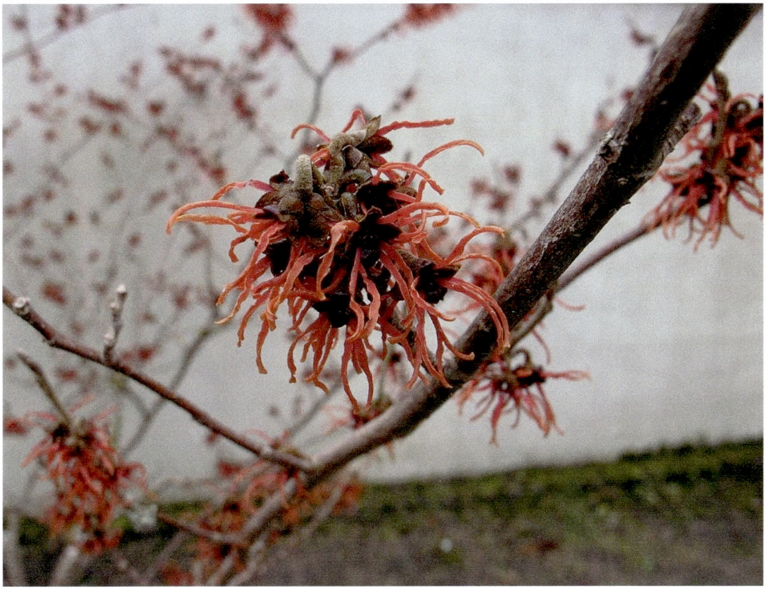

Rotblühende Zaubernuss

Wirkung, bevor im 19. Jahrhundert die Hamamelis in das Arzneimittelbuch der USA aufgenommen wurde.

In Europa wurde 1864 zum ersten Mal eine Hamamelissalbe hergestellt.

Für Tee, Abkochungen und Fertigpräparate werden Blätter und Rinde verwendet.

Inhaltsstoffe und Anwendungen

Die Inhaltsstoffe sind Gallotannin, Hamamelitannin, Catechingerbstoffe, Flavonoide, ätherische Öle, Proanthocyanidine und organische Säuren. Ihre Wirkung ist zusammenziehend (adstringierend), blutstillend, entzündungshemmend, antibakteriell und venenkräftigend.

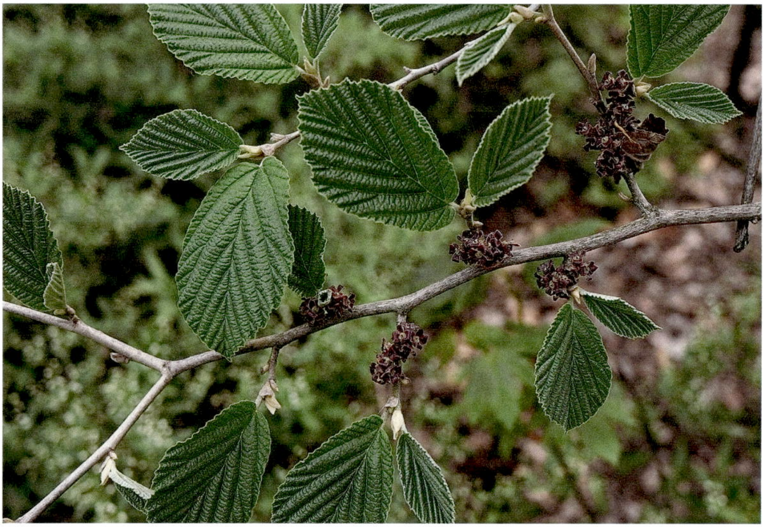

Reife Zaubernussfrüchte

Verwendet werden die Blätter und die Rinde wie nachstehend aufgeführt: äußerlich als Fertigpräparat oder als Abkochung bei Zahnfleischblutungen, Mundschleimhautentzündungen, Hautverletzungen und Sonnenbrand. Innerlich wird der Tee bei Hämorrhoiden und Krampfadern angewandt.

Das Hamameliswasser als Destillat, hergestellt aus der Rinde und den Zweigen, wird für kosmetische Zwecke gefertigt. Durch diese Verwendung ist die virginische Zaubernuss sehr bekannt geworden.

Die Vogelkirsche

Prunus avium

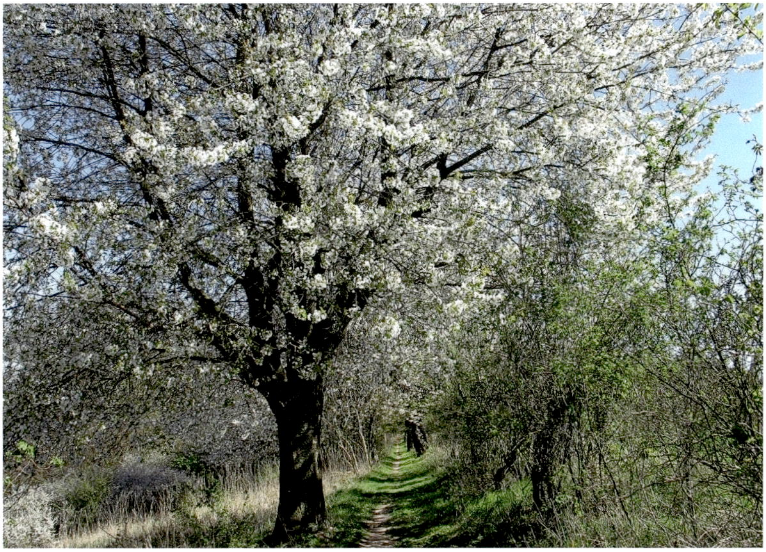

Blühende Vogelkirsche

Sieht man bereits im April an den Waldrändern, aber auch mitten im Wald einen großen weißblühenden Baum, so ist es die Vogel- oder Wildkirsche. Es könnten bis zu 1 Mio. Blüten an einem großen Baum sein. Mit ihrem geraden, hohen Stamm und der warmen Färbung zählt das Holz zu den Edellaubhölzern, der Förster spricht von den Rosinen im Wald.

Aus dem Holz werden Stilmöbel, Musikinstrumente und Furniere gearbeitet.

Die roten Früchte der Vogelkirsche bieten vielen Vögeln reichhaltige Nahrung.

Die Vogelkirsche ist die Ausgangsform unserer Süßkirsche. Sie wird höchstens 150 Jahre alt.

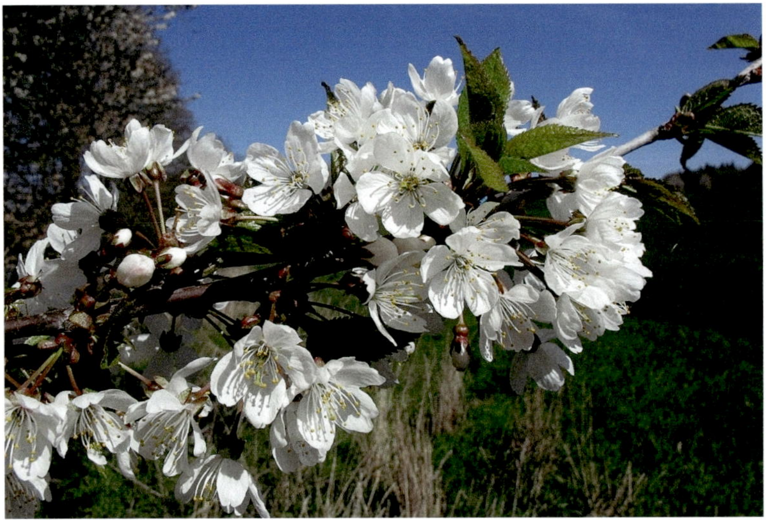

Vogelkirschblüte

Ein alter Brauch ist der Schnitt der Barbarazweige: Am 4. Dezember, also am Barbara-Tag, schneidet man Zweige ab, stellt sie in eine Vase, so dass sie Weihnachten aufgeblüht sind.

Der Kirschbaum spielte in der griechischen Mythologie eine wichtige Rolle. Er war der Göttin Artemis geweiht und eng mit dem Fruchtbarkeitskult verbunden. Besonders in Japan ist die Kirschblüte Inspirationsquelle für Dichter und Künstler zu Themen wie Schönheit, Reinheit und Tugend.

Inhaltsstoffe und Anwendungen

Medizinisch verwendet werden Früchte, Blätter, Stiele und Kerne.

Die Früchte beinhalten folgende Stoffe: Fruchtsäuren, Pektin, Cerucyanin (Anthocyan-Farbstoff), Gerbstoffe,

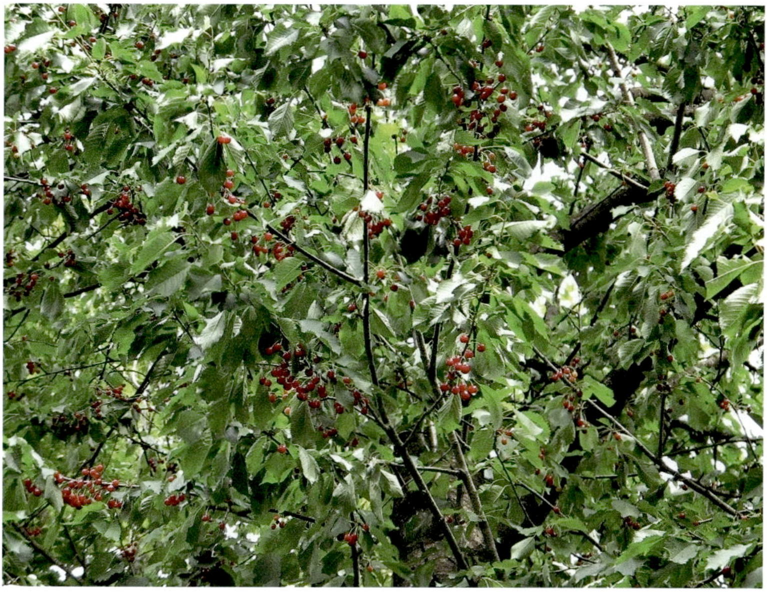

Die kleinen Früchte der Vogelkirsche

Mineralstoffe und viele Vitamine. Die Inhaltsstoffe der Blätter und Stiele sind Gerbstoffe, Flavonoide, Cumarine und Bitterstoffe. Bei den Früchten ist die Wirkung harnsäurelösend, schmerzstillend und vitalisierend.

Die Blätter und die Stiele wirken entwässernd, harntreibend und entschlackend. Die Blätter wurden früher bei Blutarmut und Bleichsucht benutzt. Auch als Tabakersatz wurden sie genommen.

Die medizinische Verwendung der Vogelkirsche ist bei Atemwegserkrankungen, Gicht, Blasenentzündungen, Durchfall und Ödemen zu empfehlen.

Warme Kirschkernkissen wirken zudem wohltuend bei verspannten Muskeln und rheumatischen Beschwerden.

Der Walnussbaum

Juglans regia

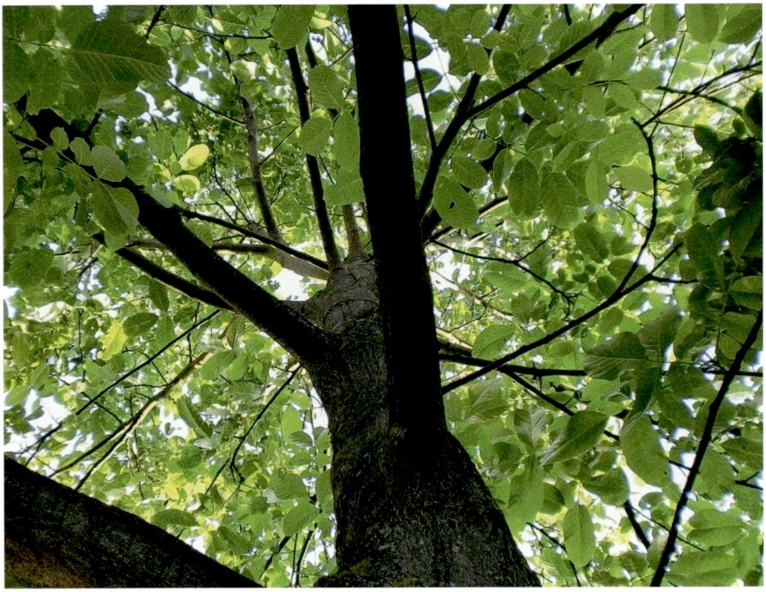

Stamm des Walnussbaumes

Die Heimat des Walnussbaumes ist Südwest- und Zentralasien. Das natürliche Verbreitungsgebiet in Europa sind das ehemalige Jugoslawien, Bulgarien und die Schwarzmeerküste der Türkei. Seit Hunderten von Jahren gibt es in Frankreich bei Grenoble größere Walnussplantagen.

Der Walnussbaum liebt feuchten, tiefgründigen, nährstoffreichen Boden, Wärme und Windschutz. Findet er diese Bedingungen, so gedeiht er auch in den Alpen noch in Höhen bis zu 800 Metern. Er ist sehr frostempfindlich.

Der Walnussbaum kann bis zu 25 Meter hoch und bis zu 400 Jahre alt werden. Seine mächtig ausladende Krone hemmt das Wachstum der darunter stehenden Pflanzen.

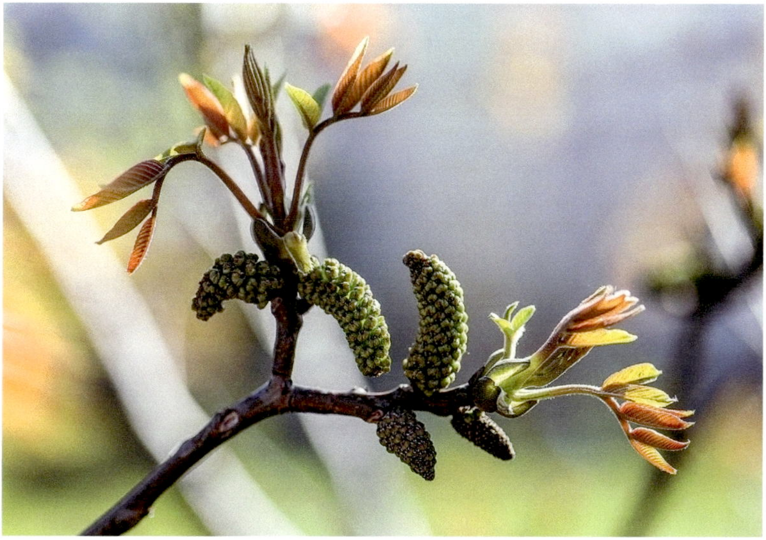

Männliche Blüte des Walnussbaumes

Manche Bäume können ihre Umgebung desinfizieren. Der Leningrader Biologe Boris Tokin beschrieb bereits 1956, dass die Luft in jungen Kiefernwäldern keimfrei ist, weil durch die Nadeln Abwehrstoffe, sogenannte Phytonzide, entströmen. Und die Walnussbäume verströmen einen Geruch, der die Mücken abwehrt. Deshalb kann man sich unbedenklich unter Walnussbäumen an warmen Sommerabenden aufhalten, ohne von den Mücken belästigt zu werden.

Der Walnussbaum wächst schnell und blüht nach 15–20 Jahren. Aus den weiblichen Blüten bilden sich die Früchte, die im Herbst heranreifen. Sie sind durch eine kugelige, glatte, grüne Fruchtschale geschützt. Später wird die Schale braun, platzt auf und die reife, harte, hellbraune, holzige Nuss springt heraus. Knackt man die Nuss, so befindet sich darin der zwei- bis vierlappiger Samen, dessen eine Hälfte optisch viel Ähnlichkeit mit dem menschlichen

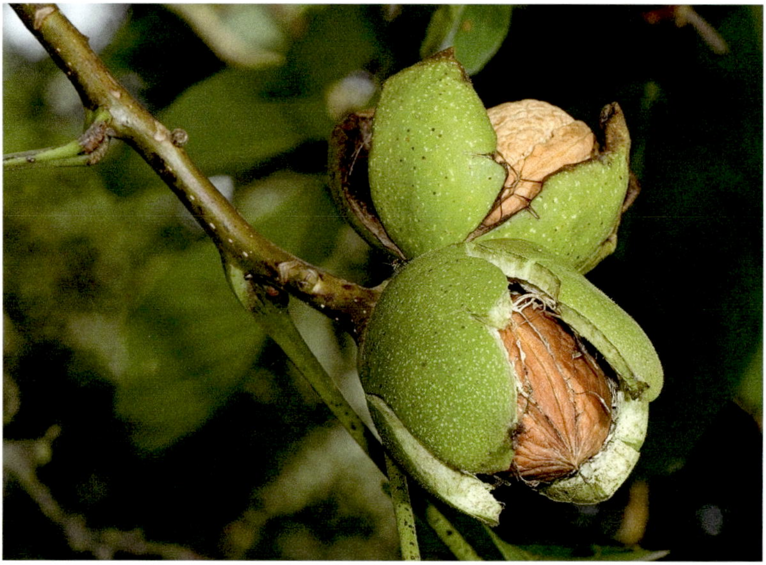

Früchte des Walnussbaumes

Gehirn aufweist. Aus diesem Grund wurden Walnüsse als gedächtnisstärkende Mittel eingenommen. Besonders haben in früheren Zeiten die Studenten die Nüsse mit Rosinen gemischt gegessen, daher die Bezeichnung für die Nuss-Rosinen-Mischung ›Studentenfutter‹.

Die Walnuss ist eine Steinfrucht, die von außen von der grünen, fleischigen Fruchtschale und der holzigen Nussschale umschlossen ist. Zwei feine Häutchen legen sich um den Fruchtkern; darin sah man früher den Sinn des Lebens, der Fortpflanzung und der Unsterblichkeit. In Kleinasien gelten die Walnüsse noch heute als Symbol der Fruchtbarkeit. Bei Hochzeiten wurden das Ehepaar und die Gäste mit Nüssen bestreut. Auch sollte das Ehepaar viele Nüsse essen, damit sich der Kindersegen einstellt.

Die Archäologen fanden bei Ausgrabungen alter Pfahlbauten in Kärnten und am Bodensee Nussschalen. In germanischen Heldengräbern fand man Walnussschalen. Überliefert ist auch, dass bei Opferfesten dem Gott Donar Walnüsse geweiht wurden. Früher galt der Nussbaum bei den Deutschen als Lebensbaum, der bei der Geburt eines Kindes gepflanzt wurde. Dann konnte die Entwicklung des Kindes mit der des Baumes beobachtet und verglichen werden. Goethe erwähnt in »Die Leiden des jungen Werthers« einen solchen Geburtsbaum.

Eine große Bedeutung hat die Haltbarkeit der Nüsse. Gut ausgetrocknet, können sie über Jahre für Notzeiten aufbewahrt werden. Nüsse sind ein wertvolles Stärkungsmittel.

Inhaltsstoffe und Anwendungen

100 g Walnüsse haben viele wertvolle Inhaltsstoffe: 14 g Eiweiß, 12 g Kohlenhydrate, 63 g Fett, 41,3 g ungesättigte Fettsäuren, 6,4 g gesättigte Fettsäuren, kein Cholesterin, aber Omega 3-Fettsäuren, 2 mg Natrium, 545 mg Kalium, 85 mg Kalzium, 410 mg Phosphor, 130 mg Magnesium, 2,5 mg Eisen, 680 mg Fluorid, die Vitamine A, B1, B2, Niacin, B6, E und C.

Durch den hohen Mineralstoffgehalt und durch die Zusammensetzung der Fettanteile (ohne Cholesterin) sind Walnüsse besonders gut fürs Herz. Als Heilmittel wirken Nüsse auch bei Drüsenerkrankungen und bei Haut- und Knochenproblemen.

Aus 50 kg Nüssen erhält man etwa 10 Liter Öl. Walnussöl ist häufig Bestandteil von Sonnenschutzmitteln, es wird auch zur Hautpflege genutzt.

In der Pflanzenheilkunde benutzt man die Blätter, die folgende Inhaltsstoffe enthalten: Gerbstoffe, den Bitterstoff Juglon, Flavonoide und ätherische Öle. Sie wirken entzündungshemmend, wundheilend, blutreinigend und stoffwechselanregend.

Bei Hautunreinheiten, Akne, Ekzemen und Fußschweiß kocht man aus den Blättern einen starken Tee für Bäder. Es gibt auch Fertigpräparate.

Zur Förderung des Haarwuchses und zum Dunkelbraunfärben der Haare können die grünen Fruchtschalen ausgekocht werden.

Räucherungen mit Walnussblättern haben einen charakteristischen eigenen Duft. Deshalb wurden sie schon im Mittelalter zu Räucherungen in Krankenzimmern benutzt. Dabei kam es auf die richtige Dosierung an. Heute würden wir von einer angenehmen, klärenden und desinfizierenden Wirkung sprechen.

So hat sich die Walnuss seit Jahrtausenden als Heilmittel und zur gesunden Ernährung bewährt.

Der Weißdorn

Crataegus monogyna / Crataegus oxyacanzha

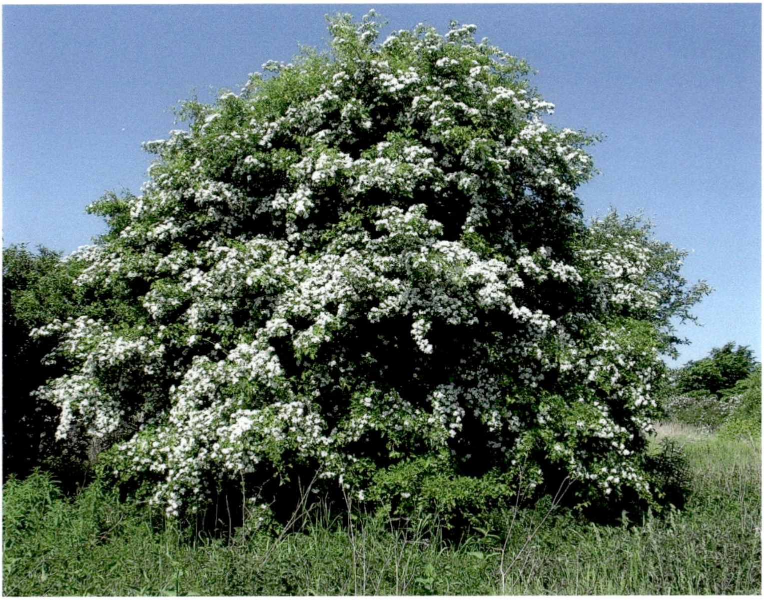

Blühender Weißdornbaum

Der Weißdorn gehört zu den Rosengewächsen. Es gibt mindestens sechs unterscheidbare Arten, die noch untereinander bastardieren. Er ist ein dorniger, stark verzweigter Strauch oder auch ein bis zu fünfzehn Meter hoher Baum. Der Stamm des Weißdornbaumes ist knorrig mit vielen Umwallungen. Die Rinde ist rotbraun.

Weißdornbüsche werden gern als Hecken angepflanzt, weil sie das Schneiden gut vertragen und durch Stockausschlag immer dichter werden. Die Dornen sind ein wunderbarer Schutz für brütende Vögel. Zum Schutz vor Wind und Austrocknung umsäumen Weißdornhecken Felder

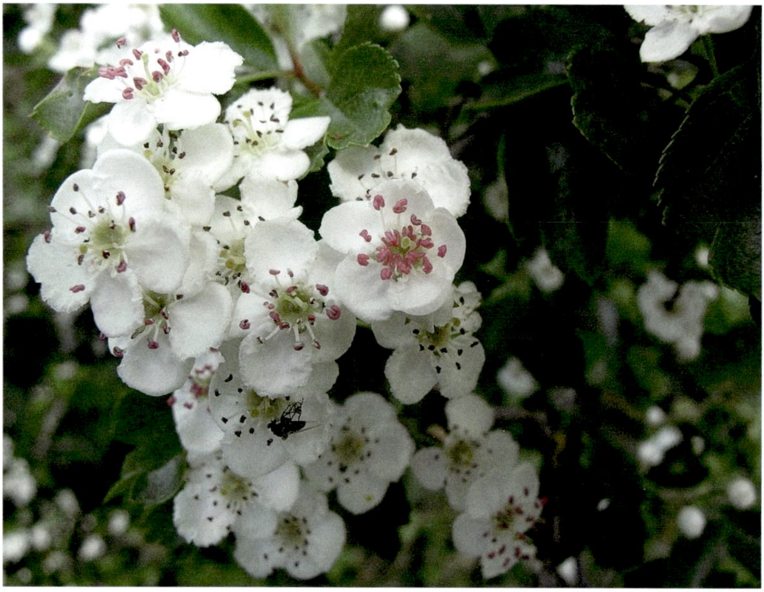

Weißdornblüten

und Weiden. In ihnen entwickeln sich viele Schmetterlinge, und vom Nektar leben zahlreiche Schlupfwespen, die der biologischen Schädlingsbekämpfung dienen.

Ende Mai, Anfang Juni sind Bäume und Sträucher übersät von leuchtend weißen – selten auch rosa – Blüten. Sie sind einhäusig, d. h. männliche und weibliche Blüten sind am selben Baum.

Der Zeitpunkt des Blühbeginns war von alters her von großer Bedeutung. Blühte der Weißdorn zum Frühlingsfest zum 1. Mai, gab es ein gutes Jahr. Überreichte ein Mann seiner Auserwählten einen blühenden Weißdornzweig, so galt dies als Liebeserklärung.

Ende September und den ganzen Oktober können die glänzend roten, kugeligen, etwa einen Zentimeter großen Apfelfrüchtchen geerntet werden.

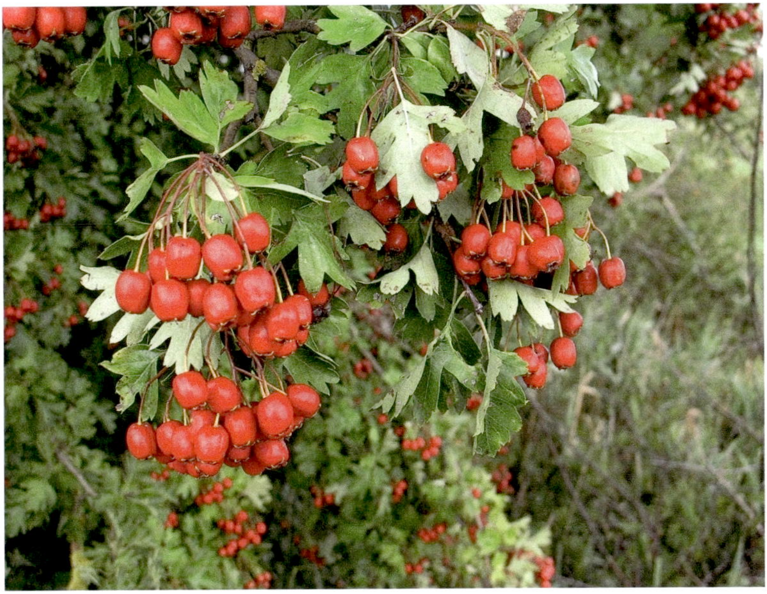

Weißdornfrüchte

Die jungen würzig-nussig schmeckenden Blätter kann man in Salaten oder Suppen essen. In Notzeiten wurden die reifen, getrockneten Früchte gemahlen und dem Brotteig zugesetzt.

Das Holz des Weißdorns ist feinfaserig und sehr hart. Deshalb konnten daraus sehr belastbare Werkzeuge wie Dreschflegel, Beilstiele, Rechenzähne und Holznägel hergestellt werden. Auch die Äste, durch Erhitzen gerade gezogen, konnten dann gute Wanderstäbe werden.

Er kann fünfhundert bis sechshundert Jahre alt werden und wächst in ganz Europa und dies bis auf Höhen von 1000 Metern. Im Alpenvorland findet man besonders schöne und gesunde Weißdornbäume.

Im Altertum wurde der Weißdorn eher zur Abwehr von Hexen und bösem Zauber benutzt. In der Römerzeit hängte man Weißdornzweige über die Haustüren, um die Bewohner vor Krankheiten zu schützen. Schon im ersten Jahrhundert n. Chr. erwähnt der griechische Arzt und Pharmakologe Dioscorides den Weißdorn als Heilmittel.

Größere Bedeutung gewinnt der Weißdorn nach 1850 durch den irischen Arzt Dr. Green, der seine großen Erfolge bei Herzleiden beschreibt. Durch klinische und pharmakologische Untersuchungen konnten diese inzwischen nachgewiesen werden.

In der Pflanzenheilkunde werden hauptsächlich zwei Arten verwandt:

Der eingriffelige Weißdorn – *Crataegus monogyna*. Er hat in der Blüte nur einen Griffel und bildet in der Frucht auch nur einen Kern.

Der zweigriffelige Weißdorn – *Crataegus oxyacanzha*, der beides doppelt hat. Daher leiten sich die beiden Namen ab.

Der Weißdorn war die Arzneipflanze des Jahres 1990.

Verwendung finden Blüten, Blätter und Früchte. Es lohnt sich, den Weißdorn an Waldrändern, wo er weniger durch Umweltverschmutzung und Düngung belastet ist, selber zu pflücken. Denn Tee und Weißdornpräparate sind teuer. Blüten allein lassen sich schlecht pflücken, weil sie fest mit den Blättern verbunden sind. Die wertvollen Inhaltsstoffe sind aber auch in den Blättern enthalten.

Inhaltsstoffe und Anwendungen

Die Inhaltsstoffe der Früchte sind Procyanidine, Flavonoide, Anthocyane und Vitamin C. Zu diesen Wirkstoffen und in dieser Kombination gibt es keine synthetische Alternative. Weitere Inhaltsstoffe sind Urosol- und Crataegussäure, Choline, Adenosin, Purinderivate, ätherisches

Öl, Gerbstoffe und Carotinoide. Das Zusammenwirken aller Inhaltsstoffe erzielt eine erstaunliche Heilwirkung.

Medizinische Verwendung findet der Weißdorn bei Herzinsuffizienz im Stadium II, zur Leistungssteigerung im Alter, zur Unterstützung in der Rekonvaleszenz nach fieberhaften Infekten und nach langen Krankheitsphasen.

Tee, Tinkturen und Dragees, aber auch Injektionspräparate wirken auf Herz- und Blutgefäße kräftigend, durchblutungsfördernd, rhythmusstabilisierend, elastizitätsfördernd und blutdrucksenkend. Diese Wirkungen sind wissenschaftlich erwiesen.

Weißdornpräparate sollten kurmäßig mindestens drei Monate angewendet werden, um Herz- und Kreislauffunktionen wieder gut zu stabilisieren. Dies gilt besonders für Menschen ab fünfzig Jahren. Die positive Wirkung ist erst nach zwei bis drei Wochen disziplinierter Einnahme zu spüren.

Für Weißdorntee werden jeweils frische oder getrocknete Früchte, Blüten und Blätter mit einem Liter kochendem Wasser überbrüht, zehn Minuten ziehen gelassen, abgeseiht und in die Thermoskanne gefüllt. Den Tee über den Tag verteilt trinken.

Herzgeschwächte Menschen sollten keine großen Mengen auf einmal trinken, sondern die empfohlene Tagestrinkmenge von zwei Litern gut über den Tag verteilen, um Herz und Kreislauf gleichmäßig zu belasten.

Rezept für das Herstellen einer Weißdorntinktur

Ein helles Glas mit Twist-off-Deckel mit frisch gepflückten Blüten und Blättern locker füllen. Dann mit 38-prozentigem Korn übergießen, zuschrauben und auf die Fensterbank stellen. Licht und Wärme begünstigen die Mazeration, d. h.

die Inhaltsstoffe gehen in den Trägerstoff Alkohol über. Nach vier Wochen abseihen und in dunkle Flaschen füllen. Einnahme täglich dreimal 20 Tropfen vor dem Essen.

Das Ganze kann man im Herbst noch einmal mit den Beeren machen. Nimmt man statt Korn Wein, so ist dreimal ein Likörglas vor dem Essen zu empfehlen.

Der Weißdorn ist eine gründlich erforschte und geprüfte Arzneipflanze, ein Geschenk der Natur an uns Menschen.

Die Zitterpappel

Populus tremula

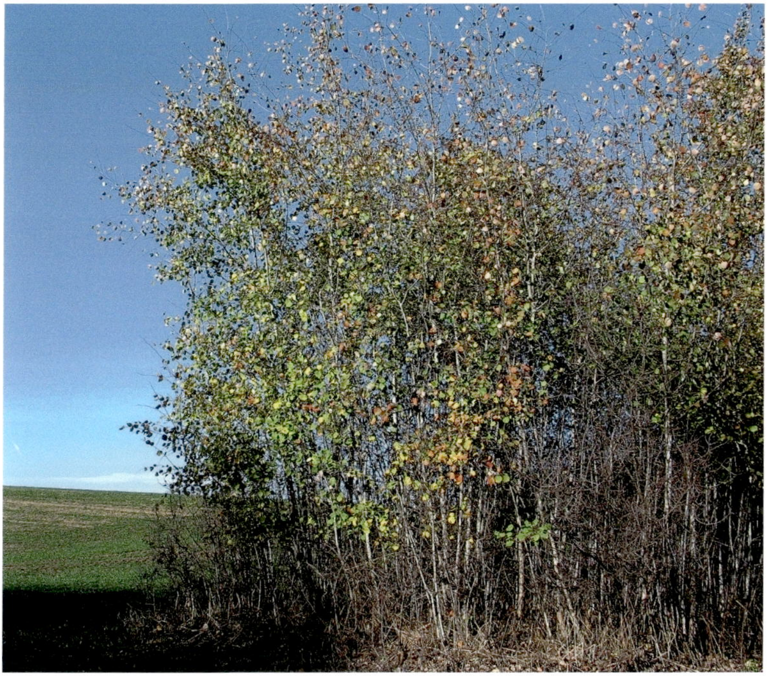

Stämme der Zitterpappel

Nach der Eiszeit besiedelten die Zitterpappeln, auch Espen genannt, zusammen mit Birken und Buchen als erste Bäume die eisfreien Gebiete in Europa.

Die Blätter färben sich bei viel Sonneneinfluss im Herbst wunderschön gelb bis rot. Die Espe liebt feuchten Boden und hat tiefe Wurzeln.

Der Baum ist sehr fäulnisanfällig und wird häufig schon nach 30 Jahren im Kern morsch. So ist die Espe sehr kurzlebig. Sie kann bis zu 20 Meter hoch werden.

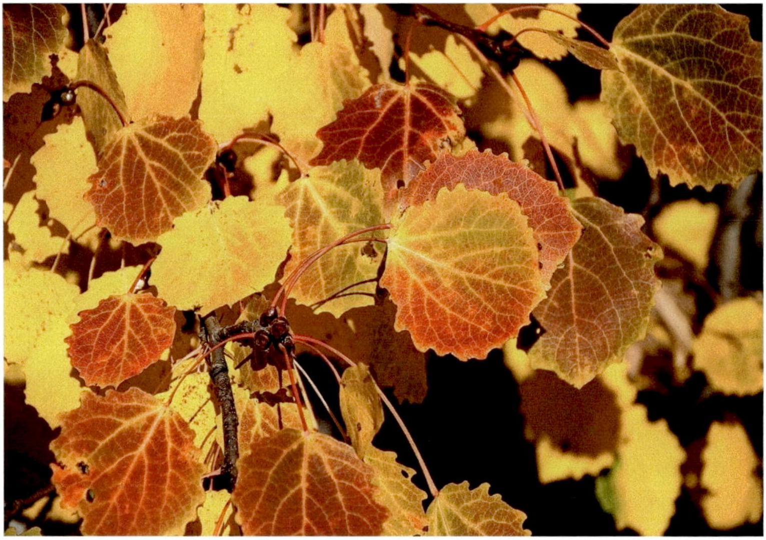

Espen im Herbstlaub

Durch eine besondere Stellung der Blattstiele bewegen sich die runden harten Blätter schon bei der kleinsten Brise. In der Umgangssprache findet man deshalb auch den Satz: »Du zitterst ja wie Espenlaub!«. Der lateinische Begriff im Namen der Espe »Tremula« bedeutet »Zittern«. Früher interpretierte man das Rascheln der Blätter als Klagen aus der Unterwelt. Der Legende nach trug Herkules, als er aus der Unterwelt zurückkehrte, eine Krone aus Espenlaub auf seinem Kopf.

Das Holz wird zu Holzpantoffeln, Spielwaren und Sperrholzplatten verwendet.

Inhaltsstoffe und Anwendungen

Von dem Baum werden Rinde, Blätter, Knospen und Blüten medizinisch verwendet.

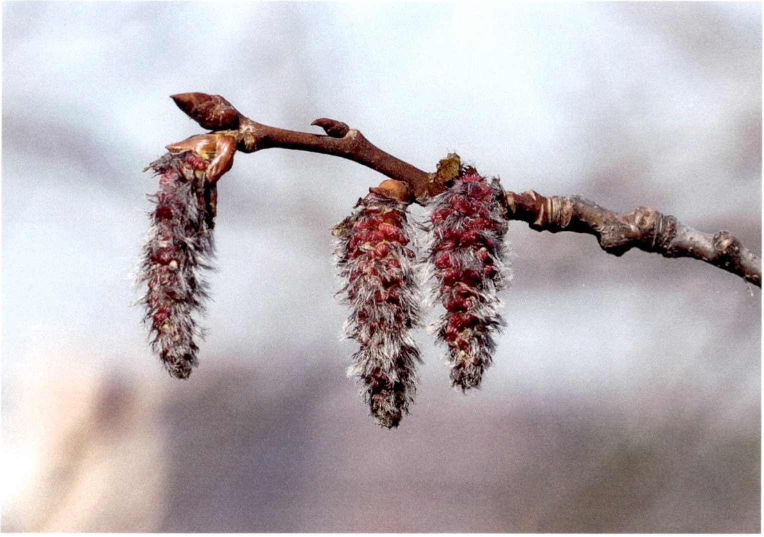

Männliche Blüte der Zitterpappel

Diese Bestandteile haben folgende Inhaltsstoffe: Salicylsäure, Flavonoide, ätherische Öle, Gerbstoffe, Tremulacin, Glycoside, Salicortin, Zink-Lignane.

Ihre Wirkung ist schmerzlindernd, entzündungshemmend, fiebersenkend, antibakteriell, harnsäurelösend und harntreibend.

Die Rinde und Blätter werden medizinisch genutzt bei Gicht, Rheuma, Ischiasbeschwerden, Blasenentzündung und Prostatabeschwerden. Die Römer haben die Blätter als Viehfutter genommen.

Die Knospen werden zu einer Salbe verarbeitet. Auch in Salaten, Müsli und Suppen bereichern Knospen das Gericht.

Verwendung der Blüten-Energien findet auch in der Bach-Blüten-Therapie statt. Die Essenz »Aspen« wird bei unerklärlichen, vagen Angstzuständen gegeben.

Von Hermann Claudius sind folgende Zeilen:

»Reglos Baum und Büsche mir im Garten.
Abendstill die Luft.
Allein die Espe zittert mit dem Tausend ihrer Blätter
an den schwanken Stielen bis zum Wipfel«.

Bildnachweise

Titelbild
Früchte des Gingko-Baumes ©Anke Putsch

Ginkgo

1. Ginkgo-Baum
   Close-up view on the yellow foliage of a ginkgo biloba tree in the fall season in a public park © Olivier Rateau
   https://stock.adobe.com/de/images/close-up-view-on-the-yellow-foliage-of-a-ginkgo-biloba-tree-in-the-fall-season-in-a-public-park/177051968?prev_url=detail
2. Blätter des Ginkgobaumes (sowie Umschlagrückseite)
   ginkgo leaf ©Zlatko Ivancok – stock.adobe.com
   https://stock.adobe.com/de/images/ginkgo-leaf/7858580?prev_url=detail
3. Früchte des Gingkobaumes ©Anke Putsch

Eibe

1. Kraftvoller Eibenbaum
   Old yew tree in the garden ©JoannaTkaczuk – stock.adobe.com
   https://stock.adobe.com/de/images/old-yew-tree-in-the-garden/187030700?prev_url=detail
2. Blühender Eibenzweig ©Anke Putsch
3. Reife Eibenfrucht ©Anke Putsch

Europäische Lärche

1. Herbstlicher Lärchenbaum
   The larix tree in the Alps ©Orlando – stock.adobe.com
   https://stock.adobe.com/de/images/the-larix-tree-in-the-alps/229157000?prev_url=detail
2. Weiblicher junger Lärchenzapfen
   Europäische Lärche, Larix decidua ©Heike Rau – stock.adobe.com
   https://stock.adobe.com/de/images/europaische-larche-larix-decidua/13746953?prev_url=detail
3. Lärchenzapfen der europäischen Lärche ©Anke Putsch

Mammutbaum

1. Mächtige Mammutbäume
   Tall Forest of Sequoias, Yosemite National Park, California ©DMITRY VINOGRADOV

https://stock.adobe.com/de/images/tall-forest-of-sequoias-yosemite-national-park-california/206596536?prev_url=detail
2. Zweige des Mammutbaumes © Anke Putsch
3. Zapfenfrüchte des Mammutbaumes © Anke Putsch

Apfelbaum

1. Blühender Apfelbaum im Frühling
   Blühender Apfelbaum © WernerHilpert – stock.adobe.com
   https://stock.adobe.com/de/images/bluhender-apfelbaum/21567451?prev_url=detail
2. Apfelbaumblüte © Anke Putsch
3. Reife Äpfel
   close-up of red apples © beerfan – stock.adobe.com
   https://stock.adobe.com/de/images/close-up-of-red-apples-on-apple-tree-branch/215555180?prev_url=detail

Birke

1. Birken am Wasser
   Spreewald (C) Andreas Franke – stock.adobe.com
   https://stock.adobe.com/de/images/spreewald/23440022?prev_url=detail
2. Blühende Birke
   Blüten und Blätter der Birke © Manfred Richter – stock.adobe.com
   https://stock.adobe.com/de/images/bluten-und-blatter-der-birke/261569822?prev_url=detail
3. Birkensamen
   birch Silver tree European White summer leaves © sunnychicka – stock.adobe.com
   https://stock.adobe.com/de/images/birch-silver-tree-european-white-summer-leaves/368836437?prev_url=detail

Eberesche

1. Ebereschenbaum © Anke Putsch
2. Ebereschenblüte © Anke Putsch
3. Ebereschenfrüchte © Anke Putsch

Edelkastanie

1. Edelkastanienbaum
   Edelkastanie (Castanea sativa), ein wunderschöner Blickfang in großen Gärten © Marc – stock.adobe.com
   https://stock.adobe.com/de/images/edelkastanie-castanea-sativa-ein-wunderschoner-blickfang-in-grossen-garten/379193468?prev_url=detail

2. Edelkastanienblüte
   Esskastanie Castanea sativa ©Anke Putsch
3. Edelkastanienfrucht, auch Marone genannt
   Esskastanien ©Printemps – stock.adobe.com
   https://stock.adobe.com/de/images/esskastanien/166509947?prev_url=detail

Eiche

1. Mächtige Stieleichenkrone
   Eiche Baumkrone Baum Natur ©Schlegelfotos – stock.adobe.com
   https://stock.adobe.com/de/images/eiche-baumkrone-baum-natur/38436265?prev_url=detail
2. Blühende Eiche
   Blühende Eiche im Frühling ©JorGillwald – stock.adobe.com
   https://stock.adobe.com/de/images/bluhende-eiche-im-fruhling/337742722?prev_url=detail
3. Eicheln, die Eichenfrüchte
   Acorns on the tree detail ©andy_nowack@freenet.de
   https://stock.adobe.com/de/images/acorns-on-the-tree-detail/178813478?prev_url=detail

Esche

1. Krone eines Eschenbaumes
   Ash tree, fraxinus, Austria, Vienna, 1. district, city hall ©visualpower – stock.adobe.com
   https://stock.adobe.com/de/images/ash-tree-fraxinus-austria-vienna-1-district-city-hall/137933525?prev_url=detail
2. Blüte der Esche ©Anke Putsch
3. Früchte der Esche ©Anke Putsch

Feldahorn

1. Ahornbaum im Herbst
   Golden tree in the autumn park ©n_bernardita – stock.adobe.com
   https://stock.adobe.com/de/images/golden-tree-in-the-autumn-park/461727047?prev_url=detail
2. Feldahornblüte ©Anke Putsch
3. Früchte des Feldahorns ©Anke Putsch

Felsenbirne

1. Blütenpracht der Felsenbirne
   (Amelanchier lamarckii) Kupfer-Felsenbirne oder Korinthenbaum mit eine Wolke strahlend weißer Sternenblüten und Kupferfarbe Laub ©Marc – stock.adobe.com

https://stock.adobe.com/de/images/amelanchier-lamarckii-kupfer-felsenbirne-oder-korinthenbaum-mit-eine-wolke-strahlend-weisser-sternenbluten-und-kupferfarbe-laub/381675369?prev_url=detail
2. Blüte der Felsenbirne ©Anke Putsch
3. Früchte der Felsenbirne ©Anke Putsch

Haselnuss

1. Haselnussstrauch in Blüte
   Blüten Haselnussstrauch ©Johannes Menk – stock.adobe.com
   https://stock.adobe.com/de/images/bluten-haselnussstrauch/30989715?prev_url=detail
2. Weibliche Haselnussblüte
   Weibliche Haselnussblüten ©Robert Mertl – stock.adobe.com
   https://stock.adobe.com/de/images/weibliche-haselnussbluten/256795636?prev_url=detail
3. Früchte des Haselnussstrauches
   Corylus avellana. Noisetier commun avec des noisettes dans leur involucre ©Marc – stock.adobe.com
   https://stock.adobe.com/de/images/corylus-avellana-noisetier-commun-avec-des-noisettes-dans-leur-involucre/220998918?prev_url=detail

Hundsrose

1. Blühender Hundsrosenstrauch
   Heckenrose oder Hundsrose (Rosa canina) ©AnnaReinert
   https://stock.adobe.com/de/images/heckenrose-oder-hundsrose-rosa-canina/355761285?prev_url=detail
2. Blüte der Hundsrose
   Closeup of two pink wild dog rose flowers (Rosa Canina). Irish midsummer wildflowers. © Poogie
   https://stock.adobe.com/de/images/closeup-of-two-pink-wild-dog-rose-flowers-rosa-canina-irish-midsummer-wildflowers/274199161?prev_url=detail
3. Hagebuttenfrüchte der Hundsrose
   Close-up view of fruits and leaves of rosehip on a tree during day ©VITEZSLAV SISPERA
   https://stock.adobe.com/de/images/close-up-view-of-fruits-and-leaves-of-rosehip-on-a-tree-during-day/223216748?prev_url=detail

Krete

1. Blühende Krete ©Anke Putsch
2. Früchte der Krete ©Anke Putsch

Linde

1. Lindenbaum im Frühling
   Große Linde als Einzelbaum im Frühling auf der Wiese ©Wolfgang Filser
   https://stock.adobe.com/de/images/grosse-linde-als-einzelbaum-im-fruhling-auf-der-wiese/425585456?prev_url=detail
2. Blätter der Linde
   Lindenblätter in einem Wald im Harz, Sachsen-Anhalt in Deutschland ©kentauros – stock.adobe.com
   https://stock.adobe.com/de/images/lindenblatter-in-einem-wald-im-harz-sachsen-anhalt-in-deutschland/103008924?prev_url=detail
3. Blüten der Linde
   Leuchtende Lindenblüten ©creAtive – stock.adobe.com
   https://stock.adobe.com/de/images/leuchtende-lindenbluten/33333261?prev_url=detail

Rosskastanie

1. Blühende Rosskastanie
   Blühender Kastanienbaum im Rapsfeld 073 ©Wolfgang Jargstorff – stock.adobe.com
   https://stock.adobe.com/de/images/bluhender-kastanienbaum-im-rapsfeld-073/32163331?prev_url=detail
2. Kastanienblüte
   Chestnut flower or leaf on blossom shiny background. Green beautiful tree leaves. ©Milan – stock.adobe.com
   https://stock.adobe.com/de/images/chestnut-flower-or-leaf-on-blossom-shiny-background-green-beautiful-tree-leaves/302398218?prev_url=detail
3. Früchte der Rosskastanie
   Rosskastanie ©marcus_hofmann – stock.adobe.com
   https://stock.adobe.com/de/images/rosskastanie/385466487?prev_url=detail

Rotbuche

1. Rotbuchenbaum ©Anke Putsch
2. Knospen der Rotbuche
   junge Buchenblätter, Knospen ©Siebenlicht – stock.adobe.com
   https://stock.adobe.com/de/images/junge-buchenblatter-knospen/254982164?prev_url=detail
3. Bucheckern, die Früchte der Rotbuche
   Buchecker ©Rhönbergfoto – stock.adobe.com
   https://stock.adobe.com/de/images/buchecker/385328135?prev_url=detail

Samthaarige Stinkesche

1. Bienenbaum mit Früchten
   Früchte des Bienenbaumes, Tetradium daniellii © evbrbe – stock.adobe.com
   https://stock.adobe.com/de/images/fruchte-des-bienenbaumes-tetradium-daniellii/272666076?prev_url=detail
2. Blüte des Bienenbaumes © Anke Putsch
3. Frucht des Bienenbaumes
   Fruchtstand des Bienenbaumes, Tetradium daniellii © evbrbe – stock.adobe.com
   https://stock.adobe.com/de/images/fruchtstand-des-bienenbaumes-tetradium-daniellii/422048453?prev_url=detail

Sanddorn

1. Sanddornstrauch
   Sanddorn Strauch auf einer Düne Strand und Nordsee © Carl & Karl – stock.adobe.com
   https://stock.adobe.com/de/images/sanddorn-strauch-auf-einer-dune-strand-und-nordsee/434180392?prev_url=detail
2. Sanddornblüte
   Young shoots and flowering sea buckthorn macro photography © KMimages – stock.adobe.com
   https://stock.adobe.com/de/images/young-shoots-and-flowering-sea-buckthorn-macro-photography/432172843?prev_url=detail
3. Sanddornfrüchte © Anke Putsch

Schwarzdorn

1. Schlehe in voller Blüte © Anke Putsch
2. Blühender Schlehenast © Anke Putsch
3. Schlehenfrüchte © Anke Putsch

Schwarzer Holunder

1. Blühender Holunderbusch © Anke Putsch
2. Holunderblüte © Anke Putsch
3. Holunderfrüchte
   Schwarzer Holunder, Sambucus nigra, Früchte © M. Schuppich – stock.adobe.com
   https://stock.adobe.com/de/images/schwarzer-holunder-sambucus-nigra-fruchte/203369072?prev_url=detail

Schwarzpappel

1. Schwarzpappeln © Anke Putsch
2. Charakteristische Rinde einer alten Schwarzpappel © Anke Putsch
3. Schwarzpappelsamen umhüllt mit flaumigen Haarbüscheln
   poplar fluff, fire threat © Svetlana – stock.adobe.com
   https://stock.adobe.com/de/images/poplar-fluff-fire-threat/440107438
4. Blüte der Schwarzpappel © Anke Putsch

Silberweide

1. Silberweiden © Anke Putsch
2. Blüte der Silberweide © Anke Putsch
3. Früchte der Silberweide
   Blüte Silberweide Weide im Frühjahr © Bernd Schmidt – stock.adobe.com
   https://stock.adobe.com/de/images/blute-silberweide-weide-im-fruhjahr/276925570?prev_url=detail

Virginische Zaubernuss

1. Gelbblühende Zaubernuss © Anke Putsch
2. Rotblühende Zaubernuss © Anke Putsch
3. Reife Zaubernussfrüchte
   Hamamelis virginiana © simona – stock.adobe.com
   https://stock.adobe.com/de/images/hamamelis-virginiana/300670361?prev_url=detail

Vogelkirsche

1. Vogelkirschbaum © Anke Putsch
2. Vogelkirschblüte © Anke Putsch
3. Die kleinen Früchte der Vogelkirsche © Anke Putsch

Walnussbaum

1. Stamm des Walnussbaumes
   Walnussbaum, walnut tree © Violetta – stock.adobe.com
   https://stock.adobe.com/de/images/walnussbaum-walnut-tree/23816654?prev_url=detail
2. Blüte des Walnussbaumes
   Walnut blooms. Walnuts young leaves and inflorescence on a city background. flower of walnut on the branch of tree © Maryna – stock.adobe.com
   https://stock.adobe.com/de/images/walnut-blooms-walnuts-young-leaves-and-inflorescence-on-a-city-background-flower-of-walnut-on-the-branch-of-tree/150524026?prev_url=detail

3. Früchte des Walnussbaumes
   Ripe nuts of a Walnut tree ©Matthijs Wetterauw
   https://stock.adobe.com/de/images/ripe-nuts-of-a-walnut-tree/123153657?prev_url=detail

Weißdorn

1. Blühender Weißdornbaum ©Anke Putsch
2. Weißdornblüten ©Anke Putsch
3. Weißdornfrüchte ©Anke Putsch

Zitterpappel

1. Zitterpappel ©Anke Putsch
2. Zitterpappelblätter in der Herbstfärbung
   Indian summer. Golden fall. A branch of aspen ordinary (Populus tremula, trembling poplar) ©aleoks – stock.adobe.com
   https://stock.adobe.com/de/images/indian-summer-golden-fall-a-branch-of-aspen-ordinary-populus-tremula-trembling-poplar/231914439?prev_url=detail
3. Männliche Blüte der Zitterpappel
   Aspen catkins on branch with bokeh background macro, selective focus, shallow DOF ©argenlant – stock.adobe.com
   https://stock.adobe.com/de/images/aspen-catkins-on-branch-with-bokeh-background-macro-selective-focus-shallow-dof/234611588?prev_url=detail

Zur Verfasserin

Portrait Elfriede Hübner © Ursula Fettich

Zur Verfasserin

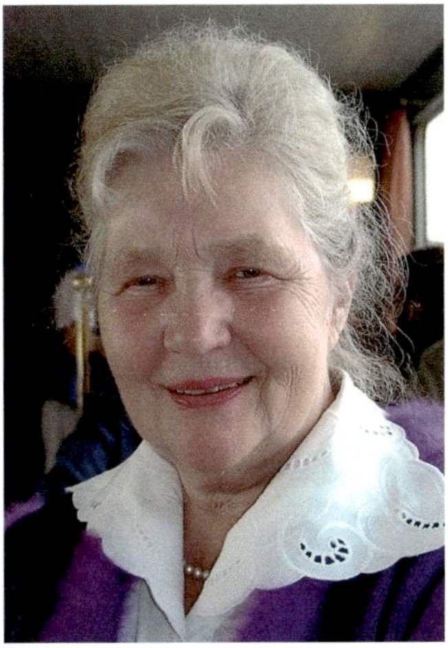

Elfriede Hübner hat ihren Ursprung in Masuren/Ostpreußen. Dort wurde sie 1932 geboren und lebte dort bis die Kriegswirren sie nach Norddeutschland, nach Schleswig-Holstein verschlugen. In einem Lied aus ihrer Heimat, dem Ostpreußen-Lied, heißt es:

»Land der dunklen Wälder und kristallen Seen,
über weite Felder lichte Wunder gehen.«

Dieser erste Vers des Liedes bringt zwei Eigenschaften von Elfriede Hübner zur Sprache. Sie sagt von sich, dass sie schon als kleines Kind eine große Liebe zur Natur, den Bäumen, Blumen und Pflanzen hatte. Sie war fasziniert von den leuchtenden Farben der Blumen, den starken Kräften der verschiedenen Bäume wie auch von den Heilkräften der Pflanzen. Natur war für sie nicht nur zum Benutzen da, sondern war ein Wunder, so wie es in dem Lied heißt: »Über weite Felder lichte Wunder gehen.«

Natur ist für sie Erscheinung einer geistigen Welt, die der Seele und dem Menschen guttut, ihn heilen kann.

Aus diesem Verständnis und Erleben ist dieses Buch entstanden. Die Botschaft ist: Jeder Baum, jede Pflanze hat eine heilende Botschaft, eine Medizin für uns Menschen, mit der wir unsere körperlichen und seelischen Stoffwechselprozesse wieder in eine gesunde Balance bringen können. Der Lebensweg der Verfasserin ist davon geprägt, Krankheit zu verstehen und Gesundheit zu fördern. So machte sie nach dem Krieg eine Ausbildung zur Krankenschwester, studierte danach Pädagogik in Frankfurt und leitete Krankenpflegeschulen. Später schloss sie eine naturheilkundliche Ausbildung an.

In Ratzeburg, ihrem jetzigen Lebens- und Wirkungsort, wurde es ihr ermöglicht, in Zusammenarbeit mit der Stadt und vielen Freunden einen MedizinWald* anzulegen. Im August 2021 wurde ihr dafür der Bronzene Löwe der Stadt Ratzeburg verliehen. Es ist die höchste Auszeichnung der Inselstadt, die einer Bürgerin verliehen werden kann. Im MedizinWald kann das, was in diesem Buch in Bild und Wort zu sehen ist, beim Spazierengehen erlebt werden.

*https://eh-huebner-stiftung.de

Sachregister

A

abführend 36, 95, 100
Abgeschlagenheit 22
abschwellend 79
Abszesse 18
Abwehrkräfte 35, 54, 58, 75, 91, 96
adstringierend 100, 111
Akne 109, 120
Angstzustände 129
antibakteriell 111, 129
antioxidativ 66, 69, 87, 91
antirheumatisch 109
antiseptisch 18
Antriebslosigkeit 22
Aphrodisiakum 74
appetitanregend 37, 91
Arterienverkalkung/Arteriosklerose 26
Arthritis 87
Arthrose 64, 66
Atemwegserkrankungen 18, 40, 115

B

bakterizid 65, 87
Besenreiser 80
Blasen 75
Blasenentzündung 32, 75, 115, 129
Bleichsucht 115
Blutarmut 115
blutdrucksenkend 26, 125
Blutergüsse 80
Bluthochdruck 26
Blutreinigung (Tee) 21, 27, 96, 120
blutstillend 22, 62, 110, 111
Blutungen 100
blutverdünnend 87
Bronchitis 37

C

Cholesterin (senkend) 26, 66

D

darmregulierend 66
Depression 10
desinfizierend 45, 103
Diabetes 36
Drüsenerkrankungen 119
durchblutungsfördernd 10, 18, 22, 79, 125
Durchblutungsstörungen 40, 80
Durchfall 40, 44, 45, 74, 115

E

Ekzeme 91, 120
elastizitätsfördernd 125
Energie 91
entgiftend 26, 36
entkrampfend 65
Entschlackung 26, 36, 115
Entwässerung 26, 115
Entzündungen im Mund- und Rachenraum 37, 65, 100
entzündungshemmend 22, 50, 54, 64, 65, 66, 69, 75, 79, 103, 108, 109, 111, 120, 129
erfrischend 22
Erkältungskrankheiten 54, 58, 66, 69, 75, 91, 100, 103
Ernährungstherapie 26
Erschöpfung 22, 58, 69, 91

F

fäulnishemmend 74
Fieber 27, 91, 103
fieberhafte Infekte 62, 75, 125
fiebersenkend 54, 62, 75, 103, 109, 129

Fließeigenschaft des Blutes 10
Frostbeulen 45, 103
Fruchtbarkeit 59
Furunkel 18
Fußschweiß 120

G

gefäßverengend 62
Gelbsucht 21
Gelenke 54
Geschwüre 109
gewebeentwässernd 79
gewebefestigend 45
Gewichtsreduktion 26
Gicht 27, 32, 37, 50, 54, 99, 103, 109, 115, 129
Gliederschmerzen 80
grippaler Infekt 109
Grippe 103

H

Haarwuchs 31, 120
Halsentzündung 40, 45
Hämorrhoiden 45, 80, 112
Hand- und Fußschweiß 109
harnsäurelösend 103, 115, 129
harntreibend 36, 65, 75, 95, 103, 115, 129
Harnwegsinfektion 66
Hautausschläge 14
Hauterkrankungen 45, 62
Hautpflege 27
hautreizend 18
Hautstoffwechsel 91
Haut- und Knochen 119
Hautunreinheiten 99, 109, 120
Hautverletzungen 112
Heiserkeit 36, 37
Herz (-funktion, insuffizienz) 26, 116, 121, 125
Herz- und Blutgefäße kräftigend 125
Herz- und Kreislauferkrankungen 10
hornhautlösend 109
Hühneraugen 109
Husten 37, 40, 59

I

Immunsystem (stimulierend) 35, 46, 69, 75, 91, 100, 104
Impotenz 59
Infekte 58, 69, 91
Insektenstiche 54
Ischiasbeschwerden 129

J

Juckreiz 45, 54

K

kapillarabdichtend 91
kapillarstabilisierend 79
Katarrhe (der Atemwege) 18
Keuchhusten 40
Knochenprobleme 119
Knorpelabbau 64
Konzentration (-schwäche) 8, 10
Kopfschmerzen 10, 86, 87
kräftigend 37
Kraft zur Veränderung 66
Krampfadern 62, 80, 112
krampflösend 65, 75, 103
Krebs 14, 45f., 100

L

Lebensfreude 66, 91
Lebensordnung 27
Lebensschicksal 109
leberreinigend 103
Leistungssteigerung 8, 125
Lungenentzündung 59

M

Magen-Darm-Beschwerden 62, 75, 86, 87
Malaria 50